W0273476

Haug

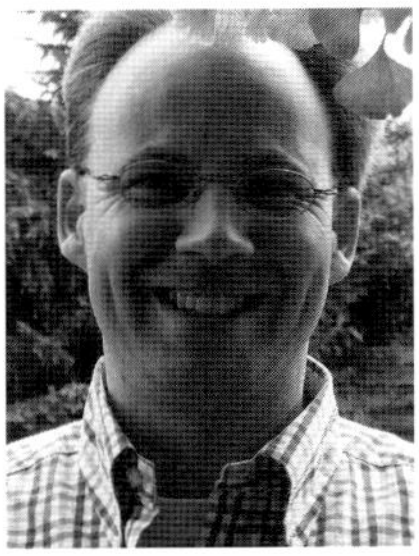

Dr. rer. nat. Oliver Ploss

Jg. 1968, studierte nach seiner Ausbildung zum PTA Pharmazie in Münster und ist seit über 20 Jahren als Heilpraktiker tätig. Er ist Autor mehrerer naturheilkundlicher Artikel und Publikationen und hält regelmäßig Vorträge und Seminare in ganz Deutschland. Zudem ist er Lehrbeauftragter für Homöopathie und Anthroposophie an der Universität Münster (Fachbereich: Pharmazie).

Naturheilkunde bei chronischen Erregertoxikosen

Folgeerkrankungen von Infektionen und Impfungen

Oliver Ploss

6 Abbildungen

Karl F. Haug Verlag · Stuttgart

Bibliografische Information der Deutschen Nationalbibliothek
Die Deutsche Nationalbibliothek verzeichnet diese Publikation in der Deutschen Nationalbibliografie; detaillierte bibliografische Daten sind im Internet über http://dnb.d-nb.de abrufbar.

Anschrift
Dr. rer. nat. Oliver Ploss
Unterer Markt 8
49477 Ibbenbüren
Deutschland

Ihre Meinung ist uns wichtig! Bitte schreiben Sie uns unter
www.thieme.de/service/feedback.html

Oswald-Hesse-Str. 50
70469 Stuttgart
Deutschland

www.haug-verlag.de

Printed in Germany

Zeichnungen: Heike Hübner
Umschlaggestaltung: Thieme Verlagsgruppe
Umschlagfoto: www.fotolia.com/
©Sebastian_Kaulitzki
Satz: Druckhaus Götz GmbH, Ludwigsburg
Druck: AZ Druck und Datentechnik GmbH, Kempten

ISBN 978-3-8304-7764-8 1 2 3 4 5 6

Auch erhältlich als E-Book:
eISBN (PDF) 978-3-8304-7765-5
eISBN (epub) 978-3-8304-7766-2

Wichtiger Hinweis: Wie jede Wissenschaft ist die Medizin ständigen Entwicklungen unterworfen. Forschung und klinische Erfahrung erweitern unsere Erkenntnisse, insbesondere was Behandlung und medikamentöse Therapie anbelangt. Soweit in diesem Werk eine Dosierung oder eine Applikation erwähnt wird, darf der Leser zwar darauf vertrauen, dass Autoren, Herausgeber und Verlag große Sorgfalt darauf verwandt haben, dass diese Angabe dem Wissensstand bei Fertigstellung des Werkes entspricht.
Für Angaben über Dosierungsanweisungen und Applikationsformen kann vom Verlag jedoch keine Gewähr übernommen werden. Jeder Benutzer ist angehalten, durch sorgfältige Prüfung der Beipackzettel der verwendeten Präparate und gegebenenfalls nach Konsultation eines Spezialisten festzustellen, ob die dort gegebene Empfehlung für Dosierungen oder die Beachtung von Kontraindikationen gegenüber der Angabe in diesem Buch abweicht. Eine solche Prüfung ist besonders wichtig bei selten verwendeten Präparaten oder solchen, die neu auf den Markt gebracht worden sind. Jede Dosierung oder Applikation erfolgt auf eigene Gefahr des Benutzers. Autoren und Verlag appellieren an jeden Benutzer, ihm etwa auffallende Ungenauigkeiten dem Verlag mitzuteilen.

Vorwort

Dieses Buch richtet sich an alle naturheilkundlich arbeitenden Therapeuten (Heilpraktiker und Ärzte) sowie an Apotheker und deren pharmazeutisches Personal, die Interesse an der ganzheitlichen Behandlung, therapeutischen Begleitung und Beratung von chronischen Erregertoxikosen haben.

Ich gehe in diesem Buch auf Erkrankungen ein, die in unserer heutigen Zeit gehäuft auftreten, nämlich die Folgeprobleme von Infektionskrankheiten. Immer öfter klagen Patienten in der Praxis, dass sie den persönlichen Eindruck haben, eine vorangegangene Infektion noch nicht völlig beschwerdefrei abgeschlossen zu haben, sondern noch immer an belastenden Folgesymptomen zu leiden – und das durchaus schon viele Monate lang.

Solche Beschreibungen der Patienten deuten wir in der Naturheilkunde häufig als Folge resttoxischer Belastungen durch den jeweiligen Erreger im Körper (im Bindegewebe), was eine Progredienz, eine Chronifizierung oder ein Wiederauftreten der Erkrankung nach sich ziehen kann (z. B. Spätborreliose, Post-Zoster-Neuralgie).

> **Vorsicht**
>
> **Bereits an dieser Stelle möchte ich deutlich darauf hinweisen, dass Heilpraktiker das Infektionsschutzgesetz beachten müssen und manche Infektionskrankheiten deshalb nicht behandeln dürfen. Hier ist die Therapie den Ärzten vorbehalten. Die Folgeprobleme einer Infektion hingegen dürfen behandelt werden.**

Ich möchte deshalb in diesem Buch entsprechende naturheilkundliche Therapien theoretisch vorstellen und ganzheitliche Therapievorschläge geben, die sich sowohl in der begleitenden Therapie zur konservativen Behandlung als auch in der alleinigen Therapie gut bewährt haben. Therapeutische Tipps runden das Spektrum ab. Sie zeigen, wie man mithilfe der Naturheilkunde (z. B. mit Nosoden) beschriebene Impfreaktionen mildern bzw. beseitigen kann.

Mein Dank gebührt allen, die mir bei der Erstellung des Buches geholfen haben. Ganz besonders möchte ich es nicht versäumen, meiner Familie zu danken: Hätten sie nicht verständnisvoll auf viele Stunden des Zusammenseins mit mir verzichtet, wäre das Buch sicherlich nicht entstanden.

Nun wünsche ich Ihnen beim Lesen und Umsetzen der Therapien viel Freude und Erfolg.

Ibbenbüren, im Januar 2015 **Dr. rer. nat. Oliver Ploss**

Inhaltsverzeichnis

1 Einleitung

Immer häufiger suchen Patienten die Praxis eines naturheilkundlich arbeitenden Therapeuten auf, weil sie mit den Folgen eines mehr oder weniger überstandenen Infekts „kämpfen". Dabei ist in den meisten Fällen der Erreger selbst nicht mehr nachweisbar, da der Infekt erfolgreich konservativ behandelt wurde oder das Immunsystem den Erreger unschädlich gemacht hat. Dennoch hinterlassen infektiöse Krankheiten im Organismus zwar nicht immer den Erreger, wohl aber dessen Toxine (z. B. Borrelientoxine bei Lyme-Borreliose) im Bindegewebe (Pischinger-Raum), man spricht dabei von einer Erregertoxikose oder „silent inflammation".

Nosoden, Sanum-Therapeutika und Spenglersan-Kolloide können diese „Giftblockaden" im Bindegewebe mobilisieren und damit beseitigen; eine Voraussetzung für die Therapie vieler infektbedingter chronischer Folgeleiden.

Es ist durchaus bekannt, dass verschiedene Erreger, z. B. Bakterien, Viren und Pilze, Toxine produzieren können. Diese Toxine oder auch Antigene stellen in der Regel Proteine (Ektotoxine) und/oder Lipo-Polysaccharide (Endotoxine) einschließlich Lipid A, einer Zellwandkomponente aus gramnegativen Bakterien, dar. Die Produktion von Antigenen ist ein natürlicher Prozess der Erreger, zum eigenen Schutz sowie auch zur Stärkung des Milieus, in dem sie leben. Dennoch wirken die Toxine häufig als Reizmittel gegenüber anderen Organismen, z. B. gegenüber dem Menschen. Einige dieser Antigene wirken auch als selbsttätiger kausaler Krankheitsauslöser. Selbst nach Eliminierung des Erregers können dessen Toxine noch immer vorhanden sein. Die Erkrankung kann dadurch andauern, sich verschlimmern oder nach Abklingen erneut auftreten.

Toxine, die während einer früheren Infektion freigesetzt und aufgrund fehlender immunogener Eigenschaften nicht oder unvollständig aus dem Körper eliminiert wurden, können andauernde, spätere oder andersartige Erkrankungen auslösen. Häufig sind die Beschwerden des Patienten deshalb eher durch toxische Restbelastungen im Bindegewebe bedingt. Angesammelt haben sich dort nicht nur die Ausscheidungsprodukte der Krankheitserreger wie Ektotoxine, sondern auch die Bruchstücke der abgetöteten Erreger (Endotoxine), eventuell sogar noch deren Restbestände.

Diese Belastungen des Bindegewebes, des sogenannten Pischinger-Raumes, werden als Erregertoxikosen bezeichnet. Sie verändern die Homöostase und supprimieren das Immunsystem auf Dauer:

- Dadurch verursachen sie zum einen Jahre später überraschend neue Symptome des eigentlich überstandenen Infekts, z. B. in Form einer Spät-Borreliose.
- Zum anderen können sie dazu führen, dass der Infekt progredienter bzw. chronisch wird, z. B. bei der Post-Zoster-Neuralgie.
- Aufgrund der Belastung kann eine völlig andere, neue (maskierte) Erkrankung entstehen, beispielsweise können sich aus einer Tuberkulotoxikose eine chronische Bronchitis oder eine Psoriasis entwickeln.

2 Infektionen

Infektionen stellen noch immer eine zentrale Herausforderung dar. Es zeigt sich, dass Erreger bei der Entstehung von immer mehr Krankheiten eine immer größere Rolle spielen. Immer öfter zeigen auch Infektionen ursächliche Zusammenhänge in der Entstehung von gewissen Krebserkrankungen (z. B. Eierstock- und Gebärmutterhalskrebs, Lymphdrüsenkrebs, Leberkrebs), dem Magengeschwür und von entzündlichen Gelenkerkrankungen (z. B. Lyme-Arthritis). Es sind Krankheitsprozesse, bei denen die pathologischen Erscheinungen direkt oder indirekt auf die Einwirkung des Erregers oder seiner Toxine zurückzuführen sind. Die Gründe, warum eine Infektion zur Erkrankung führt, können folgende sein:

- direkte Schädigung von Organen oder des Organismus durch den Erreger selbst und seine Vermehrung und
- die Bildung von Toxinen, Pyrogenen oder Fermenten innerhalb des Stoffwechsels des Erregers.

Für die Pathogenese zahlreicher Infektionskrankheiten und deren Folgen besitzen Toxine und Pyrogene eine besondere Bedeutung.

Krankheitserreger oder Pathogene sind Organismen oder Stoffe, die in anderen Organismen gesundheitsschädigende Abläufe verursachen können. Krankheitserreger können sein:

- Algen
- Parasiten
- Bakterien
- Prionen
- Pilze
- Viren
- Viroide

2.1 Mikroorganismen

Die schädliche Wirkung von Mikroorganismen kann auf 3 Mechanismen beruhen:

- Sie schädigen das Gewebe durch Phagozytose.
- Sie sondern aktiv Stoffe ab (Ektotoxine), die den Körper schädigen, oder sie enthalten solche; diese werden freigesetzt, wenn der Erreger abstirbt (Endotoxine).
- Sie verursachen eine sehr heftige immunologische Reaktion, vor allem hohes Fieber, das tödlich enden kann (s. Jarisch-Herxheimer-Reaktion, *Adolf Jarisch senior* [1850–1902] und *Karl Herxheimer* [1861–1942]).

2.2 Chemische Zusammensetzung und Wirkungsweise von Toxinen

Pflanzen-, Pilz- und Tiergifte sind dem Menschen schon seit vielen Jahrhunderten bekannt. Das erste Bakterientoxin, das Diphtherietoxin, wurde 1888 *von Emile Roux* (1853–1933) und *Alexandre Yersin* (1863–1943) entdeckt und isoliert. Unter Toxinen versteht man meist antigen wirkende, spezifische Giftstoffe, die im Tier- und Pflanzenreich gefunden oder von Bakterien, Pilzen, Protozoen oder Viren erzeugt werden. Ihre genaue chemische Zusammensetzung ist oft noch unklar. Sie besitzen häufig einen Eiweißcharakter.

Beachte
Man teilt die Toxine in folgende Gruppen ein:
- **Ekto- oder Exotoxine**
- **Endotoxine**
- **Enterotoxine**
- **Mykotoxine**
- **Noxine**

2.2.1 Ekto- oder Exotoxine

Ekto- oder Exotoxine sind Ausscheidungsgifte, die permanent von lebenden Bakterien in das sie umgebende Milieu abgesondert werden. Es sind thermolabile, eiweißartige Verbindungen, wie z. B. Diphtherie-, Tetanus-, Botulismus- und Gasbrandtoxine. Sie stellen sehr starke Antigene dar (s. immunologische Beistandsreaktion, Kap. 2.5.4). Dabei wirken sie auf den gesamten Organismus, indem sie sich direkt mit den Zellrezeptoren verbinden. Sie zeigen eine gewisse Affinität zu bestimmten Organen und wirken dabei z. B. neurotoxisch. Sie wirken immunogen, hinterlassen dabei jedoch keine lang anhaltende Immunität im Organismus (▶ **Abb. 2.1**). Ferner bilden auch Staphylokokken und Streptokokken ebenso wie Ruhr- und Typhus-, aber auch Kolibakterien Ektotoxine.

Beachte
Ekto- oder Exotoxine können in 3 Klassen eingeteilt werden:
- **membranschädigende Toxine**
- **AB-Toxine**
- **Superantigentoxine**

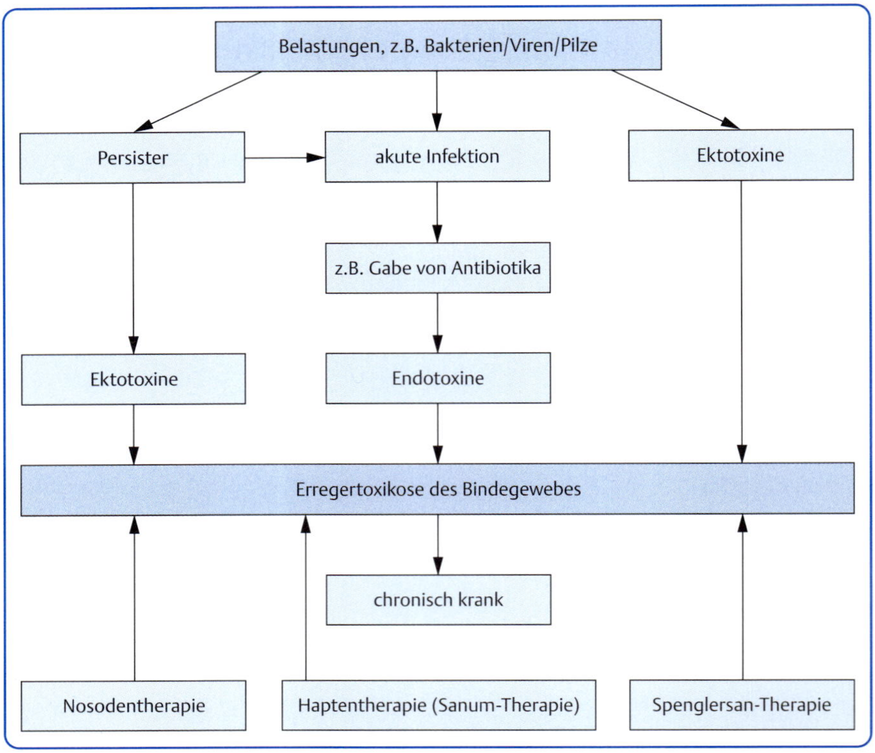

► **Abb. 2.1** Mögliche Belastungen des Patienten durch Toxine, seine Folgen und seine Therapie.

Membranschädigende Ektotoxine

Einige membranschädigende Ektotoxine haben katalytische Eigenschaften, wie z. B. das Alphatoxin von *Clostridium perfringens*, andere hingegen nicht, wie z. B. Alphatoxin von *Staphyloccocus aureus*. Das Alphatoxin von *Clostridium perfringens* ist eine Lipase, die die Zellmembran destabilisiert, indem sie die dortigen Phospholipide zerschneidet. Das Alphatoxin von *Staphylococcus aureus* hingegen bildet ein Polymer auf der Oberfläche der Zielzelle, das die Membran der Zelle perforiert. Die Membran von Makrophagen und Leukozyten wird durch das von Staphylokokken, insbesondere *Staphylococcus aureus*, gebildete Leukozidin (Ektotoxin) geschädigt.

AB-Toxine

Sie bestehen im einfachsten Fall aus einem A-Teil, der die katalytische Aktivität hat, und einem B-Teil, der die spezifische Bindung an die Zielzelle vermittelt. Es gibt jedoch zahlreiche AB-Toxine, die mehrere B-Untereinheiten besitzen (z. B. Diphtherietoxin, Choleratoxin, Pertussistoxin).

Die Aufnahme der Toxine in die Zelle geschieht durch rezeptorvermittelte Endozytose (RME). Dabei bindet der B-Teil an einen spezifischen Rezeptor auf der Zielzelle, worauf jene das Toxin durch Endozytose aufnimmt und dabei in ein Endosom gelangt, das üblicherweise während seiner Reifung angesäuert wird. Diese Ansäuerung löst dann die Ausschleusung des A-Teiles ins Zytoplasma aus. Damit kann der A-Teil nun seine Wirkung entfalten.

Beispiele für AB-Toxine: Tetanus und Botulismus

Ausgelöst werden diese beiden Krankheiten durch Neurotoxine, die von *Clostridium tetani* bzw. *Clostridium botulinum* erzeugt werden. Die Neurotoxine gehören zu den AB-Toxinen und erzeugen ihre Wirkung an Neuronen. Beide Toxine sind Endopeptidasen und zerstören dadurch Proteine, die für die Verschmelzung von synaptischen Vesikeln mit der Membran der Neuronen wichtig sind. Damit können die Neurotransmitter nicht mehr in den synaptischen Spalt abgegeben werden und es kommt zum charakteristischen Krankheitsbild.

Interaktion von AB-Toxinen mit G-Proteinen

Eine andere Klasse von AB-Toxinen wirkt auf G-Protein-gekoppelte Rezeptoren (http://de.wikipedia.org/wiki/G-Protein). Nachdem das Toxin über RME aufgenommen wurde, katalysiert der A-Teil die Übertragung eines ADP-Ribosylrests von NAD auf das G-Protein, wodurch Letzteres inaktiviert wird. Die Inaktivierung von G-Proteinen kann gravierende Folgen für die Zelle haben, je nachdem welches G-Protein ADP-ribosyliert wird.

Beispiele sind das Choleratoxin und das Pertussistoxin, die den cAMP-Spiegel der Zelle erhöhen. Dies geschieht im Fall von Cholera an den Darmzellen, was eine schwere Durchfallerkrankung zur Folge hat. Das Pertussistoxin (aus *Bordetella pertussis*) wirkt auf die Epithelzellen der Lunge und wahrscheinlich auf Neuronen, was dann zu den für Keuchhusten typischen Symptomen führt.

Zusätzlich wirkt das Toxin auch auf die Makrophagen und behindert dadurch die Immunantwort. Im Falle des Diphtherietoxins (aus *Corynebacterium diphtheriae*) wird der Elongationsfaktor 2 (EF2) durch Übertragung eines ADP-Ribosylrestes auf Diphtamid (ein modifizierter Histidin-Rest) inaktiviert. EF2 ist aber für die Proteinsynthese und damit für das Leben der Zelle unbedingt nötig.

Superantigen(toxine)

Superantigen(toxine) (SAG) umfassen einen Komplex von Toxinen, deren Verhalten weit entfernt von dem Verhalten konventioneller Antigene liegt. Dennoch haben sie antigene Eigenschaften. SAG bewirken eine Dysregulation des Immunsystems. Sie sind die potentesten Aktivatoren von menschlichen T-Lymphozyten und stehen im Zusammenhang mit einer Vielzahl von Krankheiten, die sich auf die T-Zelltoxizität und den unkontrollierten Zytokinausstoß zurückführen lassen. Sie führen zu einer Aktivierung bzw. Stimulation des Immunsystems (▶ **Abb. 2.2**).

Superantigene vermitteln einen direkten Kontakt von antigenpräsentierenden Zellen (APC) mit T-Zellen. Im Normalfall müssen Antigene durch APC aufgenommen und prozessiert werden, bevor sie dann einigen wenigen T-Zellen über MHC(Haupthistokompatibilitätskomplex)-TCR-Kontakt (T-Zell-Rezeptor) gezeigt werden.

Bei der Antigenpräsentation werden körpereigene und körperfremde Moleküle (Antigene) auf spezialisierte Proteinkomplexe geladen und so für bestimmte Immunzellen

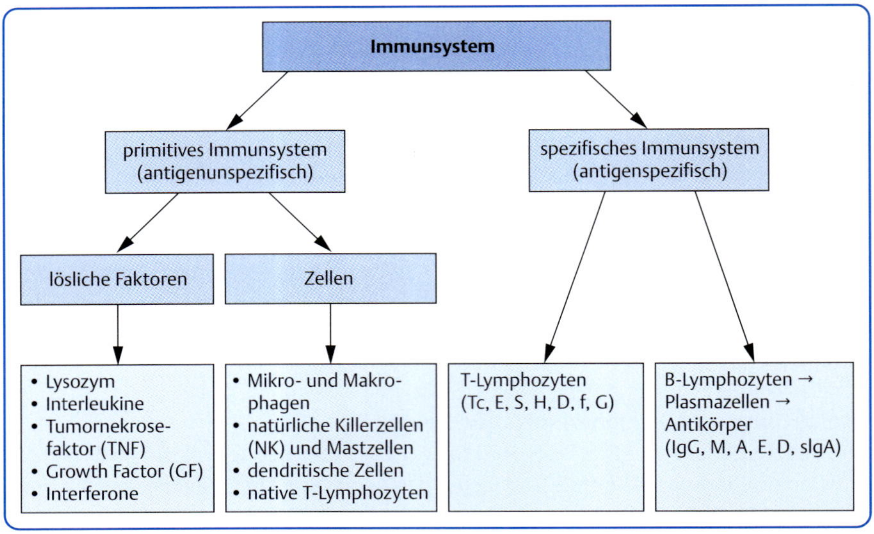

▸ **Abb. 2.2** Komplexes Immunsystem. GF = Growth Factor, NK = natürliche Killerzellen, TNF = Tumornekrosefaktor.

sichtbar gemacht. Antigenpräsentation erfolgt über unterschiedliche Mechanismen, die sich in der Art des präsentierten Antigens (Peptid oder Lipid) der Herkunft des Antigens (intra- oder extrazellulär) und der Identität des präsentierenden Komplexes (MHC-Klasse I oder -Klasse II) unterscheiden. Da Superantigene jedoch selbstständig Kontakt zwischen TCR und MHC herstellen, bedeutet dies eine Hyperstimulierung der T-Zellen. Dabei werden dann 20–25 % (im Normalfall 0,01 %) aller T-Zellen im Körper stimuliert. Dadurch wird eine starke Entzündungsreaktion im ganzen Körper ausgelöst. Symptome wie hohes Fieber, Blutdruckabfall und Hautausschlag können auftreten. Schlimmstenfalls kommt es zum toxischen Schock mit schweren Schädigungen der Organsysteme bis hin zum Multiorganversagen.

Superantigen-Produzenten

Bakterielle Superantigene Unter den SAG-Bildnern sind hauptsächlich Bakterien zu finden. Insbesondere die grampositiven Bakterien sind dabei von großer Bedeutung. Die Superantigene TSST (Toxisches-Schock-Syndrom-Toxin) von *Staphylococcus aureus* und SPE (Streptokokken-pyogenes Exotoxin) von invasiven *Staphylococcus pyogenes* gelten für den Menschen als Toxine mit hoher Letalität. Ungefähr 1 % der *Staphylococcus aureus* bilden das TSST-1, das über Interleukin und TNF-alpha-Freisetzung aus Makrophagen zum septischen Schock führt. Unter den gramnegativen Mikroorganismen sind die Toxine MAM und YPM von *Mycoplasma arthritidis* bzw. *Yersinia pseudotuberculosis* als Superantigene identifiziert worden.

Virale Superantigene Neben den bakteriellen SAG gibt es weitere superantigenartige Toxine, die von Viren der Herpes-Familie, dem Epstein-Barr-Virus (EBV) und dem humanen Immunschwächevirus 1 (HIV-1) gebildet werden.

Struktur der Superantigene

SAG sind bifunktionelle Verbindungen, die simultan die Rezeptorbindungsstellen von Antigen-präsentierenden Zellen (APC) mit den T-Zellrezeptor-Vβ-Elementen (TCR-Vβ) der T-Zellen verbinden können. Dadurch wird ihre hohe Stabilität gegenüber Proteasen und Hitze erklärt.

Unterschied zwischen Superantigenen und konventionellen Antigenen

Im Gegensatz zu konventionellen Antigenen, deren Größe sehr stark schwanken kann, sind bakterielle Superantigene mit einer Größe von 20–30 kDa recht konstante Moleküle. Bei Streptokokken z. B. findet man hauptsächlich Toxine in einer Größe von 24–28 kDa.

Superantigene als konventionelle Antigene

Superantigene wirken auch in geringerem Maße als konventionelle Antigene. Dabei zeigen z. B. die Staphylokokken-Enterotoxine A, B und TSST-1 ebenso eine IgE-vermittelte Histaminfreisetzung, wodurch es auch zu einer anschließenden Entzündungsreaktion kommt.

Folgen der superantigenvermittelten Aktivierung

Durch die superantigenvermittelte Aktivierung der APC und T-Zellen kommt es innerhalb der ersten Stunden zu erhöhten systemischen Lymphokinfreisetzungen. Insbesondere die Zytokine TNF-alpha, die T-zellproliferativen Faktoren IL-1, 2, 6 und IFN-gamma. Die Interaktion von SAG und Klasse-II-MHC-Molekülen führt ebenso über eine Aktivierung von Phospholipase C und Proteinkinase C zu einer gesteigerten Freisetzung von IL-1, IL-12 und TNF-alpha. Der hohe Ausstoß von Lymphokinen scheint wohl die Ursache für das Toxische-Schock-Syndrom (TSS) und eine Reihe weiterer Erkrankungen zu sein.

Bedeutung der Superantigene für den Mikroorganismus

Wahrscheinlich führt die superantigenvermittelte Stimulation des Immunsystems parallel zum Verbrauch von IL-2 durch T-Zellen, wodurch eine effektive Immunantwort gegen Erreger unterdrückt werden soll. Ebenso zieht der massive Zytokinausstoß auch eine verzögerte Erkennung des Erregers nach sich, wodurch wohl erst eine effektive Ausbreitung möglich wird. Das streptokokkenpyrogene Ektotoxin A und C und das Staphylokokken-Enterotoxin B unterdrücken zudem wohl auch noch die gezielte Bildung von Antikörpern.

Superantigenverursache Krankheiten

Superantigene stehen wohl in Verbindung mit bestimmten Krankheiten oder werden sogar als deren Entstehungsursache in Betracht gezogen. Jedoch ist für viele Krankheiten die Rolle von SAG noch nicht bewiesen:

- Bei insulinabhängigem Diabetes mellitus wird eine Beziehung zum T-Zell-Superantigen des humanen endogenen Retrovirus (HERV) und zu Enterotoxinen von *Staphylococcus aureus* diskutiert.
- Ähnliches gilt für Autoimmunreaktionen, wie rheumatische Endokarditis, Sjögren-Syndrom, akutem rheumatischem Fieber und multiple Sklerose (MS), bei denen ein Zusammenhang mit bakteriellen SAG vermutet wird.

- Die pyrogenen Exotoxine A, C, G–J scheinen eine bedeutende Rolle bei akuter Tonsillitis, rheumatischem Fieber und Scharlach zu spielen.
- Die gleiche Rolle haben wohl SAG beim plötzlichen Kindstod (SIDS), bei dem auffällig oft Stämme von *Staphylococcus aureus* gefunden werden, die pyrogene Exotoxine bilden.
- Ebenso wird vermutet, dass SAG einen Einfluss bei einigen Hautkrankheiten, wie dem atopischen Ekzem, atopischer Dermatitis und Psoriasis haben.
- Unbestritten ist, dass die Enterotoxine A–M und TSST-1 von *Staphylococcus aureus* das TSS sowie Lebensmittelvergiftungen verursachen können.
- Gleiches gilt für Streptokokken-SAG, die auch pyrogene Exotoxine genannt werden. Sie verursachen z. B. Scharlach.

Therapeutische Beeinflussung der Ektotoxine

Zur Mobilisierung bzw. Beseitigung der Ektotoxine aus dem Pischinger-Raum kann die Nosodentherapie durchaus mit der Haptentherapie kombiniert werden. Die Haptentherapie zählt zur Sanum-Therapie (s. Kap. 3.2) nach Professor *Günther Enderlein* (1872–1968). Dabei bildet das homologe Hapten mit den Ektotoxinen (Antigen) ein Vollantigen, sodass dieses durch die entsprechende Nosode besser erkannt und eliminiert werden kann (z. B. Kap. 4.1).

2.2.2 Endotoxine

Der Begriff „Endotoxine" wurde 1904 von *Richard Pfeiffer* (1858–1945), einem Schüler von *Robert Koch* (1843–1910), geprägt, der in Versuchen an Meerschweinchen neben dem hitzelabilen Ekotoxin von Cholerabakterien (*Vibrio cholerae*) ein hitzestabiles Prinzip differenzieren konnte, das beim Absterben der Bakterien freigesetzt wurde. Im Unterschied zu den Ektotoxinen sind Endotoxine thermostabile (d. h., sie überdauern sogar eine Sterilisation) zelluläre Bestandteile der äußeren Zellmembran (OM = „outer membrane"), die nach der Zerstörung und dem Zerfall von gramnegativen Bakterien oder Zyanobakterien freigesetzt werden. Sie zählen auch zu den Pyrogenen.

Dabei können sehr große Mengen an Toxinen freigesetzt werden. Sie zeigen schon in niedrigsten Konzentrationen (unterer pg/ml-Bereich) große biologische Wirksamkeit. Überwiegend sind die Endotoxine fixe Bestandteile der Zellwand (Lipopolysaccharide, LPS) und besitzen eine schwache Antigenität.

Sie können starke immunologische Folgereaktionen (z. B. Fieber, Schüttelfrost, Schmerz- und Entzündungsschübe, Verschiebungen des weißen Blutbilds, Blutdruckabfall, Aktivierung der Fibrinolyse, Verminderung der unspezifischen Abwehr, Permeabilitätsstörungen der Gefäßwände, Beeinflussung der Herztätigkeit) auslösen, was auch als Jarisch-Herxheimer-Reaktion beschrieben wird (Kap. 2.3). Deshalb ist eine Entgiftungs- und Ausleitungstherapie durchaus auch schon parallel z. B. zu einer Antibiose sinnvoll (► **Abb. 2.3**).

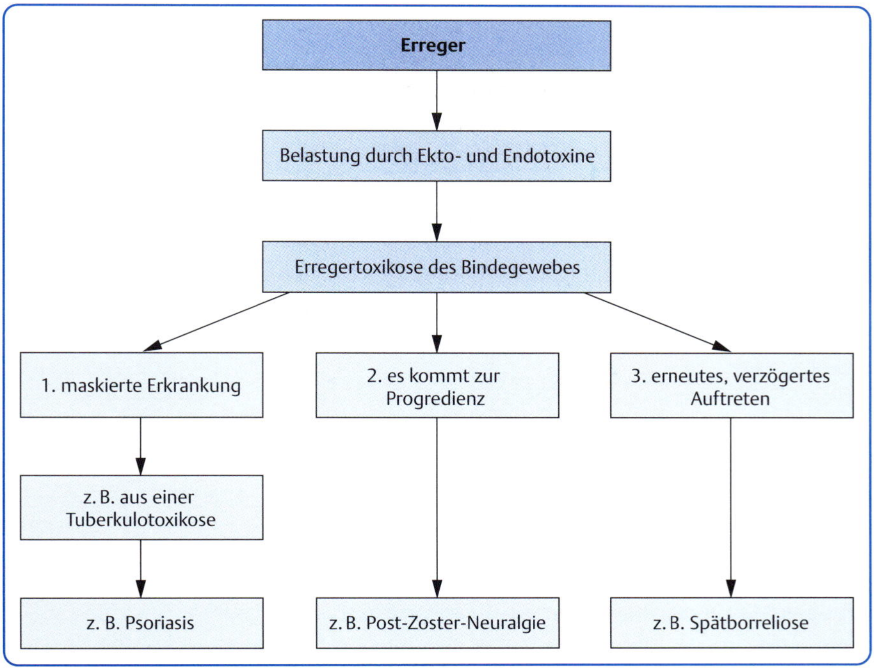

▶ **Abb. 2.3** Mögliche Verlaufsformen einer Erregertoxikose.

Therapeutische Beeinflussung der Endotoxine

Zur Mobilisierung bzw. Beseitigung der Endotoxine aus dem Pischinger-Raum reicht die Nosodentherapie durchaus alleinig aus, da es sich ja hier ausschließlich um Zellwandbestandteile handelt (z. B. Kap. 4.3).

2.2.3 Enterotoxine

Unter Enterotoxinen versteht man alle mikrobiellen Toxine, die über die Darmwand aufgenommen werden, z. B. Endotoxine von Darmbakterien oder auch die Ektotoxine von *Staphylococcus aureus*. Enterotoxine können also sowohl Endo- als auch Ektotoxine sein.

2.2.4 Mykotoxine

Auch bei Pilzen gibt es Spezies, die Toxine bilden und zu entsprechenden Erkrankungen (Mykotoxikosen) führen können.

2.2.5 Noxine

Noxine werden nicht von Bakterien oder anderen fremden Organismen produziert, sondern entstehen immer dann, wenn körpereigenes Eiweiß zerstört wird. Dies ist z. B. bei Infektionskrankheiten, aber auch bei Strahlen- und Chemotherapie der Fall.

2.3 Herxheimer-Reaktion

Die Bezeichnung geht auf die Dermatologen *Adolf Jarisch senior* (1850–1902) und *Karl Herxheimer* (1861–1942) zurück. Die erste Beobachtung der Symptome trat nach der Behandlung der Syphilis auf.

Die Herxheimer-Reaktion (auch Jarisch-Herxheimer-Reaktion genannt oder kurz Herx) ist eine bis zu mehreren Tagen andauernde Reaktion des Körpers auf Bakteriengifte (Endotoxine), die durch den therapiebedingten Zerfall von Erregern entsteht und durch die Freisetzung von Entzündungsbotenstoffen bzw. durch die Freisetzung von Tumornekrosefaktor (TNF) oder Interleukin-1 (IL-1) aus stimulierten Makrophagen ausgelöst wird.

2.4 Erreger

Typischerweise tritt die Herxheimer-Reaktion bei der antibiotischen Therapie der Syphilis auf. Aber auch bei allen anderen effektiven Therapien gegen Spirochäten muss mit einer Herxheimer-Reaktion gerechnet werden: bei der Frambösie, der Borreliose, Leptospirose, darüber hinaus bei Typhus abdominalis (Erreger: *Salmonella typhi*) sowie bei einigen anderen bakteriellen Infektionen. Bei etwa 30–60 % der Borreliosebehandlungen zeigt sich diese Reaktion ebenfalls.

! Beachte

Die Jarisch-Herxheimer-Reaktion erfolgt während der antibiotischen Therapie folgender Indikationen:

- **Lepra** *(Mycobacterium leprae)*
- **Leptospirose (Spirochäten)**
- **Lyme-Borreliose** *(Borrelia burgdorferi)*
- **Meningitis (diverse, v. a.** *Neisseria meningitidis***)**
- **Rückfallfieber** *(Borrelia recurrentis)*
- **Syphilis** *(Treponema pallidum)*

2.5 Ablauf

Die typischen Symptome können als ein Zeichen einer effektiven Therapie gesehen werden: Es handelt sich um plötzliches Fieber, das auch mit Schüttelfrost einhergehen kann. Die Symptome der ursprünglichen Infektionskrankheit treten verschlimmert auf (Allgemein- und Herdreaktionen).

Im Rahmen einer Herxheimer-Reaktion können nach dem Beginn einer effektiven Antibiotikabehandlung Gefäßverengung mit Blutdruckanstieg, Blässe und Schüttelfrost auftreten. Diese Symptomatik kann danach in ihr Gegenteil umschlagen, sodass der Patient eine Gefäßerweiterung mit Hautrötung und Blutdruckabfall zeigt. Kopf-, Muskel-

und Gelenkschmerzen, großer Müdigkeit und Abgeschlagenheit treten möglicherweise hinzu.

Setzt die Therapie erst relativ spät ein, geht ihr also ein längerer Krankheitsverlauf voraus, so kann die Herxheimer-Reaktion zu schweren Depressionen, Erschöpfungszuständen und Aufmerksamkeitsstörungen führen, die ggf. über Wochen anhalten können.

Bisher wird vermutet, dass eine Reaktion des Komplementsystems auf den Zerfall von Bakterien (insbesondere von Spirochäten) der Herxheimer-Reaktion im Rahmen einer antibiotischen Behandlung zugrunde liegt.

2.5.1 Chronische Krankheitsentwicklung aus Erregergiften (Miasmen) nach Hahnemann

Hahnemann versteht unter dem Begriff „chronisch" nicht „lang andauernd", sondern er bezeichnet damit eine Erkrankung, die durch Giftstoffe (Miasmen) ausgelöst wird und sich dabei schrittweise und langsam entwickelt. Beispielsweise entsteht eine Infektionskrankheit meistens akut, wobei die dadurch im Organismus verbleibenden Miasmen (Erregergifte) ein schleichendes Leiden verursachen können.

Die verschiedenen Formen der chronischen Leiden entstanden nach Hahnemann durch eine Jahrtausende anhaltende Durchseuchung mit den Grundkrankheiten (Miasmen-Lehre). Dazu gehören die Tuberkulose, die Gonorrhö (Sykose), die Lues (Syphilis) und die Psora (Krätze). Aber auch andere infektiöse Leiden haben eine Belastung durch Miasmen nach sich gezogen. Es gibt sicherlich auch heute keinen Volks- und Familienstamm in Europa, der nicht im Verlauf der langen Zeitentwicklung von einer oder mehreren dieser Grundkrankheiten irgendwie betroffen war und/oder in der Erbfolge bis in die Gegenwart hinein unter diesen „Erbgiften" leidet.

Miasmen werden nach der Lehre von Hahnemann über die Eizellen der Frau und die Spermien des Mannes von einer Generation auf die nächste weitergegeben. Diese erbliche Belastung nimmt dann Einfluss auf die Konstitution der Person und kann in den meisten Fällen eine erhöhte Disposition zu chronischen Erkrankungen nach sich ziehen.

2.5.2 Bildung „wilder Peptide" und Autoaggressionskrankheiten nach Reckeweg

Durch z. B. eine antibiotische Therapie kommt es u. a. zur Freisetzung der in den Bakterien vorkommenden Endotoxine, die dann z. B. als M-Antigen der Streptokokken das gesamte Gebiet der Entzündung, meist auch noch den lymphatischen Apparat, überschwemmen.

Bei der gleichzeitig damit erfolgenden vegetativen Gesamtumschaltung (nach *Ferdinand Hoff*, 1896–1988) von der bei Entzündungen üblichen Sympathikotonie auf Parasympathikotonie werden im gesamten Entzündungsbereich in überstürzter Weise Polypepetide gebildet, in die sowohl Moleküle der Arzneistoffe wie auch Bakterientoxine eingebaut werden („wilde Peptide"). Dadurch erhalten diese „wilden Peptide" die Eigenschaft von Haptenen bzw. Antigenen.

Auf dieses Weise kann eine mehrfach rezidivierende Angina, bei mehrfacher antibiotischer Behandlung zur chronischen Endomyokarditis, also einem Autoaggressionsmechanismus führen, der wiederum über einen Circulus vitiosus, also eine sich kontinuierlich fortsetzende Autoaggression, zu einer Zerstörung des Herzmuskels führen kann. Ein solcher Circulus vitiosus lässt sich u. a. nur unterbrechen, indem der Körper (das Bindegewebe) naturheilkundlich-therapeutisch Hilfe erhält, um sich von der Belastung durch Antigene (Toxine) mithilfe der biologischen Entgiftung und Ausleitung zu befreien (s. auch immunologische Beistandsreaktion, Kap. 2.5.4).

2.5.3 System der Grundregulation

In diesem Jahrhundert hat *Alfred Pischinger* das alte System der Säftelehre organisch weiterentwickelt und als Konzept der Grundregulation modernerem Denken angepasst [47]. Er sieht den Zellbegriff als eine morphologische Abstraktion, die biologisch betrachtet nicht ohne das Lebensmilieu der Zelle gesehen werden kann.

! Beachte

Im Unterschied zum linearen Ursache-Wirkungs-Denken Virchows geht Pischinger von vernetzten Strukturen im Organismus aus. Die zentrale Funktion kommt dabei dem Bindegewebe zu, das keineswegs nur die Aufgabe eines reinen Stütz- und Füllgewebes hat. Vielmehr stellt es das Bindeglied im Informations- und Nährstofffluss der Nerven und Blutbahnen mit der Aufgabe dar, eine optimale Zellfunktion zu gewährleisten. Daher wird es auch als „kolloidales Strombett der Säfte“ bezeichnet.

Weitere Forschungen von *Rieckert* (1924) und *Eppinger* (1949) bestätigen die funktionellen Zusammenhänge zwischen Endstrombahn und Zelle und die gleichsam funktionelle Vermittlerfunktion der Grundsubstanz. Störungen derselben sind demnach Ausgangspunkt jedweder Art von Erkrankung (z. B. durch eine Erregertoxikose, ▸ **Abb. 2.4**). Je nach Konstitution und Disposition bestehen unterschiedliche Beschwerdebilder und Erkrankungen, die sich letztlich stets auf die gleichen physiologischen Grundvorgänge zurückführen lassen. Das von *Alfred Pischinger* entwickelte System der Grundregulation weist nicht der Zelle, sondern der Grundsubstanz des EZR (Extrazellulärraum) und dessen Wechselwirkungen das entscheidende regulierende Kriterium zu.

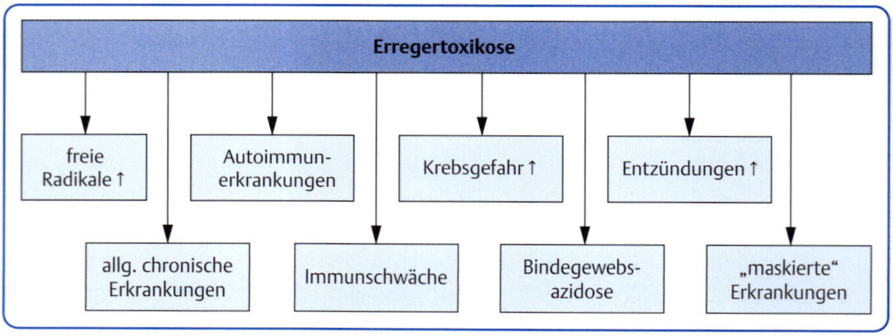

▸ **Abb. 2.4** Mögliche Folgen einer Erregertoxikose.

Das Grundsystem besteht aus:

- Interzellularsubstanz mit den undifferenzierten Zellen des Bindegewebes
- extrazellulärer Gewebeflüssigkeit
- Kapillaren
- vegetativem Nervenfasergeflecht

Das Bindegewebe ist für die Erhaltung der Homöostase verantwortlich und reguliert alle Funktionen, die mit Abwehr und Ausgleich von Ungleichgewichten zusammenhängen. Jede Reaktion von z. B. Nerven, Gefäßen oder Hormonen ist auf seine Übertragungsfunktion angewiesen, jeder Reiz und jedes Stoffwechselgeschehen verlaufen darüber. Zelle und EZR stellen eine funktionelle Einheit dar.

Ein krankhaft verschobenes Milieu, auch als „tuberkulinisches" Milieu bezeichnet, lässt sich über folgende Parameter in Blut und Gewebe charakterisieren:

- rH_2-Wert (Redoxpotenzial)
- pH-Wert (Säure-Basen-Gleichgewicht)
- r (Elektrolytkonzentration)

Diese Parameter können über die Bioelektronik (BEV) nach *Jean Claude Vincent (1936)* in Blut, Speichel und Urin bestimmt werden. Dabei gibt das Redoxpotenzial Auskunft über den Sauerstoffstoffwechsel in der Zelle. Vor allem ein dauerhaft erhöhtes Redoxpotenzial („Redoxstarre" nach *Vincent*) führt zu einer unzureichenden Zellatmung und damit zu einer zunehmenden Beeinträchtigung von Organfunktionen.

! Beachte

Bei einem krankhaft veränderten Milieuverhältnis im Blut wird viel Energie gespeichert („Stausucht" nach Günther Enderlein 1872–1968), die vom Stoffwechsel jedoch nicht verwertet werden kann. Dies bedeutet, dass der Stoffwechsel und die Ausscheidung in einem chronisch kranken Organismus nicht mehr ausreichend gewährleistet sind und der Patient im Energieüberfluss regelrecht verhungert.

2.5.4 Spezifische Antikörperbildung und „immunologische Beistandsreaktion" nach Reckeweg

In der Depositions- und Imprägnationsphase der 6-Phasen-Tabelle nach *Hans-Heinrich Reckeweg* (1905–1985) entwickeln sich aufgrund der Antigene lokal und systemisch eine Vielzahl von Entzündungsmediatoren. Können die Selbstheilungskräfte des Körpers die Situation nicht bewältigen, kann mittels Nosoden- und/oder einer Spenglersan-Kolloid-Immun-Therapie und/oder einer Sanum-Therapie (Haptentherapie) eine immunologische Beistandsreaktion angeregt werden.

Diese ist jedoch nur in einem Potenzierungsbereich von D 1–D 14 möglich. Nur in diesen Potenzierungsbereichen können sich aufgrund eines Low-Dose-Antigeneffekts regulatorische Lymphozytenklone (TH3-Zellen) durch Proteinbestandteile („Motive") entwickeln. Die Motivbildung wird dabei durch Makrophagen ausgelöst. Wird nun ein niedrig bis mittel potenziertes homöopathisches Mittel (z. B. Sanukehl/Spenglersan-

Kolloid oder Nosode) in den Körper eingebracht, wird von patrouillierenden Makrophagen ein gewisser Anteil aufgenommen (phagozytiert) und lysosomal bis auf geringe Reste verdaut. Diese werden in Form kurzer Aminosäureketten (ca. 5–15 Aminosäuren) an die Makrophagenoberfläche zurückgebracht und als Motive der verdauten Proteine an die membranständigen MHC-Komplexe (Gewebeverträglichkeitsantigene) gebunden. Aufgrund dieser Bindung werden die Motive von vorbeiwandernden T-Lymphozyten erkannt, den Makrophagen abgenommen und an eigene Rezeptoren gebunden.

Dies ist das Signal zur Transformation in regulatorische Lymphozyten (TH3-Zellen). Die TH3-Zellen wandern auf kürzestem Weg in die regionalen Lymphknoten und vermehren sich durch Zellteilung zu „motivierten" Zellklonen. Sie verlassen die Lymphknoten über die Blutbahn und gelangen über die Mikrozirkulation in sämtliche Organe und Gewebe. Durch den Kontakt mit den spezifisch motivierten TH3-Zellen wird die Aktivität der entzündungsfördernden Lymphozyten durch Freisetzung der Zytokine TGF-β, IL-4 und IL-10 vermindert.

! Beachte

Mithilfe also der Nosoden, Sanukehle und Spenglersan-Kolloide wird das Immunsystem gezielt veranlasst, Bakterientoxine zu eliminieren, gegen die sonst evtl. keine ausreichende Immunreaktion zustande gekommen wäre. Die Wirkung erfolgt dabei wohl über unterschwellige Antigen-Antikörper-Reaktionen.

Weiterentwicklung der immunologischen Beistandsreaktion

TH1- und TH2-Zellen Von besonderer Bedeutung für die T-Zell-Entwicklung sind die CD4-, CD8-Hilfsrezeptoren (Helfer- und Suppressorzellen). Gibt es ein besonderes Bindungssignal während der Reifung dieser Moleküle, entwickeln sich die CD4-Helferzellen zu TH1- oder TH2-Zellen und die T-Zelle zur zytotoxischen CD8-Zelle. In dieser CD4-, T-Helfer- und CD8-T-Suppressorzell-Differenzierung zu echten Effektorzellen spielen Zytokine eine entscheidende Rolle (Finetuning). TH1- und CD8-T-Zellen benötigen IFN-gamma, der einen Transkriptionsfaktor aktiviert. Für TH1-Zellen werden zusätzlich IL-12- und IL-4-Rezeptoren notwendig. In der TH2-Linie fehlt der Transkriptionsfaktor, TH2-Zellen brauchen, um effektiv zu werden – zusätzlich zum IL-12-Rezeptor – Interleukin 4. Durch einen anderen Transkriptionsfaktor können dann TH2-Zellen IL-4, IL- 5 und IL-13 produzieren. Damit können sie helfen, extrazelluläre Parasiten zu vernichten.

TH3-Zellen Zum zusätzlichen Erhalt der immunologischen Toleranz sind regulatorische T-Lymphozyten bedeutsam, die heute als TH3-Zellen oder CD4-, CD25-positive Zellen bezeichnet werden. TH3-Zellen spielen in der peripheren regulatorischen Immunität eine wichtige Rolle. Sie sind natürliche Suppressorzellen, die entscheidend regulieren können und eine hohe Sensitivität gegenüber Antigenen entwickeln. TH3-Zellen sind in der Lage, Autoimmunreaktionen zu unterdrücken.

TH3-Zellen vermitteln ihre suppressive Funktion durch Kontakt und Freisetzung von entzündungshemmenden Zytokinen (IL-10, TGF-β). Dadurch werden TH1- und TH2-Zellen in ihrer Funktion und Teilungsfähigkeit gehemmt. Die TH3-Zellen verschalten im regulatorischen Netzwerk alle Immunreaktionen miteinander. Sie sind somit Stabilisator der Toleranz und lassen sich durch Zytokine vermitteln. So gelingt eine ständige Aktivitätsbegrenzung und Kontrolle der immunkompetenten Zellen. Dadurch kann bei Bakterien mehr IGF-gamma sezerniert werden und TH1-Zellen werden angeregt. Bei viralen Infekten entwickeln sich vermehrt CD8-T-Zellen, bei Parasiten stehen TH2-Zellen im Zentrum. Immer sind dabei die TH3-Zellen bei der Immunentscheidung wesentlich beteiligt. TH3-Zellen treten stets vermehrt in Gewebebereichen mit erhöhter Antigenlast auf und sind auch vermehrt im Tumorgewebe nachweisbar.

Beachte

Über die weitere Beeinflussung von TH3-Zellen gelingt es, neue Methoden zur Therapie chronischer Immunkrankheiten zu entwickeln. Da TH3 schon in geringen Konzentrationen von verschiedenen Peptiden und komplexen Peptidgemischen bzw. Haptenen aktiviert werden können, ist dies einer der bedeutendsten Angriffsorte für z. B. Nosoden, Sanukehle, Spenglersan-Kolloide.

2.6 Diagnostik

2.6.1 Antikörperbestimmung im Blut

Antikörper sind ein Teil des Immunsystems. Es handelt sich um Proteine (sogenannte Immungobuline), die in erster Linie der Abwehr des Organismus dienen, wenn dieser mit immunologischen Stimuli (Antigene) z. B. in Form von Bakterien, Viren, Pilzen, Toxinen oder bestimmten chemischen Substanzen konfrontiert wird.

Die Immunglobuline werden in verschiedene Klassen unterteilt (IgM, IgG, IgA, IgE und IgD). Wobei den quantitativ größten Anteil IgG, IgM und IgA ausmachen:

- IgM wird zu einem frühen Zeitpunkt während einer akuten Infektion gebildet.
- IgA wird meist auch sehr früh im Verlauf einer Infektion gebildet, v. a. bei Infektionen der Schleimhäute.
- IgG-Antikörper werden dann zeitlich versetzt detektierbar und können auch noch nach Jahren im Blut nachweisbar sein.
- Im Gegensatz zu den vorher genannten Klassen sind die IgE-Antikörper in der Regel mit parasitären Infektionen und Allergien assoziiert.
- Die Funktion von IgD ist wenig bekannt und eine Bestimmung von IgD wird selten in der Routinediagnostik nötig sein.

Jeder Antikörper ist einzigartig, da er gebildet wird, um bestimmte antigene Molekularstrukturen auf Zell- oder Partikeloberflächen zu erkennen. Der Antikörper bindet nach dem Schlüssel-Schloss-Prinzip an das Zielantigen und markiert es so für andere Elemente des Immunsystems, wie z. B. Zellen, um es einer Elimination zuzuführen. Antikörper können B-Zellen aktivieren, wenn sie durch Antigene gebunden werden. Die B-Zelle nimmt daraufhin den Immunkomplex durch Endozytose auf, verdaut das Antigen und präsentiert über MHC-Klasse-II-Moleküle (Peptide mit 13–18 Aminosäuren) Fragmente davon einer CD4-T-Zelle (T-Helferzellen). Dadurch stimuliert diese T-Zelle die B-Zelle, was weitere Reifungsprozesse und Proliferation zu Antikörper-sezernierenden Plasmazellen oder/und zu B-Gedächtniszellen auslöst. Diese Reifungsprozesse finden innerhalb von Keimzentren („germinal center“) in den sekundären lymphatischen Organen (Milz, Lymphknoten) statt und werden unter dem Begriff der Keimzentrumsreaktion („germinal center *reaction*“) zusammengefasst.

Wird der Organismus zum ersten Mal mit einem bestimmten Antigen konfrontiert, so benötigt es ca. 2 Wochen (immunologische Lücke), bis entsprechende Antikörper (zunächst der Klasse IgM, z. B. IgM-Borrelien) in ausreichender Menge gebildet werden, um beispielsweise den Ausbruch einer Infektion zu verhindern oder abzumildern.

Ist die Akutphase der Infektion vorüber, so behält der Organismus eine kleine Menge der spezifischen Antikörper (IgG, selten auch persistierendes IgM) als sogenanntes immunologisches Gedächtnis, das im Falle einer Reinfektion mit dem betreffenden Antigen, z. B. einem Virus, abgerufen werden kann. Dies ermöglicht eine schnellere und stärkere Abwehrreaktion.

! Beachte

Die erregerspezifischen Antikörper können im Blut oder manchmal auch im Liquor als IgG-Antiköpertiter (z. B. IgG-Borrelien) gemessen werden. Der Nachweis gibt einen Hinweis auf eine durchgemachte Infektion („serologische Narbe“) und oft auch auf eine bestehende Immunität gegen diesen Erreger.

2.6.2 Warum werden Antikörpertests durchgeführt?

Die Hauptgründe für eine Bestimmung der Antikörperkonzentration im Blut sind

- Nachweis eines Kontakts mit einem bestimmten infektiösen Erreger,
- Überprüfung, ob ein ausreichender Schutz gegenüber einem bestimmten Krankheitserreger besteht (z. B. nach Impfung),
- Diagnostik bei Verdacht auf das Vorliegen einer Autoimmunerkrankung,
- Diagnostik nach einer Transfusionsreaktion oder Abstoßungsreaktion bei Organtransplantation,
- Allergiediagnostik,
- zur Verlaufskontrolle einer Infektions- oder Autoimmunkrankheit.

Es gibt keinen übergeordneten Test für alle Antikörperarten, da Antikörper genauso verschieden sind wie ihre Zielantigene. In Abhängigkeit von den vorliegenden Symptomen können zum Nachweis einer akuten Infektion 2 Blutproben im Abstand einiger Wochen untersucht werden, um einen möglichen Anstieg des betreffenden Antikörpertiters nachzuweisen.

Der Nachweis von Antikörpern, die gegen virale Erreger gerichtet sind, liefert nur bedingt einen Hinweis auf eine akute Infektion. Der Nachweis der Antikörper der Klasse G (IgG) ist ein Hinweis auf eine zurückliegende Infektion oder auf eine Impfung. Der Nachweis von IgM-Antikörpern kann ein Hinweis auf eine akute Infektion sein, jedoch sind AK der Klasse M bei vielen Viren auch noch nach der akuten Phase nachweisbar. Um eine Aussage über das Stadium der Infektion machen zu können, müssen 2 Proben im Abstand einiger Tage untersucht werden. Ein Anstieg der Antikörperkonzentration bzw. ein Titeranstieg kann als Hinweis auf eine frische oder wiederkehrende Infektion angesehen werden. Verfahren zum Antigen- (Ag), Genom- oder Erregernachweis sollten in vielen Fällen zur Abklärung ebenfalls herangezogen werden.

Eine normale Antikörperkonzentration lässt sich nicht festlegen, da jeder Mensch unterschiedliche Mengen an Antikörpern produziert und als Reserve speichert. Das Testresultat und seine Interpretation sind deshalb von dem spezifischen Krankheitsbild oder Zustand und dem jeweiligen Antikörpertyp abhängig. Es kann aber auch die spezifische Konzentration der getesteten Antikörper angegeben werden, um eine aktuelle oder abgelaufene Infektion nachzuweisen.

Beachte

Hohe IgM-Spiegel bei gleichzeitig niedrigen IgG-Spiegeln weisen auf eine relativ frische Infektion hin, wohingegen im umgekehrten Fall die Infektion wahrscheinlich schon länger zurückliegt.

Fazit

Allgemein gilt:

- sehr frische Infektion: nur IgM in ansteigendem Titer nachweisbar (Kontrolle empfohlen),
- frische/kürzliche Infektion: IgM- und IgG-Titer nachweisbar,
- alte Infektion: nur IgG-Titer nachweisbar,
- erneuter Antigenkontakt (Boosterung) oder Reaktivierung: hoher IgG-Titer nachweisbar.

Indikationen

Erkrankungsbeispiele, bei denen Antikörpertests zur Diagnostik verwendet werden:

- Allergien
- Autoimmunerkrankungen
- Morbus Basedow
- Hepatitis
- HIV
- Lupus erythematodes
- Lyme-Borreliose
- rheumatoide Arthritis
- Sjögren-Syndrom
- Syphilis
- weitere Infektionskrankheiten, z. B. durch EBV, Chlamydien etc.

Verschiedene Testverfahren

Antigen-ELISA Bei Infektionen mit Adenoviren oder Rotaviren kann der Stuhl des Patienten als Ausgangsmaterial für einen Antigen-ELISA dienen (ELISA: Enzyme-linked immunosorbent Assay). Diese Viren werden in großer Zahl im Stuhl ausgeschieden. Die viralen Proteine werden bei diesem Verfahren von markierten virusspezifischen Antikörpern gebunden. Über die Markierung kann das Antigen dann indirekt charakterisiert werden.

DNA-Sequenzierung Die Identifikation der DNA-Sequenz kann durch eine DNA-Sequenzierung erfolgen. Auf der Ebene der Nukleinsäuren gibt es manchmal kaum Übereinstimmungen, weshalb ein geringfügig geändertes Virus in den herkömmlichen Testverfahren nicht auffällt. Völlig unbekannte Viren lassen sich mit einer Genomsequenzierung bereits wenige Tage nach einer Infektion identifizieren.

Elektronenmikroskopie Viren, die in hoher Quantität vorhanden sind, können nach Fixierung und Kontrastierung im Transemissionselektronenmikroskop betrachtet werden.

Hämagglutinationsinhibition Der Hämagglutinationshemmtest (HHT oder HIT) findet nur Anwendung bei Viren, deren Oberflächenproteine in der Lage sind, Erythrozyten zu binden. Dieses Phänomen beruht auf der Bindung der viralen Proteine an Zuckerstrukturen auf den Oberflächen von Erythrozyten. Diese so gebundenen Erythrozyten bilden ein Netzwerk aus, das z. B. nicht mehr auf den Boden eines Reaktionsgefäßes absinkt.

Immunfluoreszenztest Beim Immunfluoreszenztest erfolgt ein Nachweis viraler Proteine durch Bindung von fluorenzmarkierten Antikörpern in einer fixierten Zellkultur mit einem Fluoreszenzmikroskop.

In-situ-Hybridisierung Die In-situ-Hybridisierung ist ein Verfahren, bei dem das Genom in Gewebeschnitten durch Hybridisierung mit radioaktiv oder Digoxigenin-markierten DNA-Fragmenten mit umgekehrt komplementärer Sequenz nachgewiesen wird. Diese Methode wird vor allem bei der Bestimmung und Typisierung von Human-Papilloma-Viren (HPV) angewendet.

Komplementbindungsreaktion Die Komplementbindungsreaktion (KBR) erkennt im Wesentlichen nur IgG1, IgG3 und IgM-Antikörper. Für die Diagnostik einer akuten Infektion sind daher 2 aufeinanderfolgende Serumproben (Abstand 5–10 Tage) notwendig, bei denen ein erhöhter KBR-Titer im Falle einer akuten Infektion festzustellen ist. Sie kann bei fast allen viralen Infektionen angewendet werden.

Nachweis und Bestimmung von Endotoxinen Die derzeit empfindlichste Methode zur Messung der Endotoxine funktioniert über die Aktivierung der Gerinnungskaskade im Lysat von Amöbozyten, die aus Pfeilschwanzkrebsen (*Limulus polyphemus*) isoliert wurden (sog. LAL-Test). Modernere Methoden verzichten inzwischen auf den Einsatz tierischer Komponenten und nutzen für die Endotoxinbestimmung rekombinant hergestellte Proteine, die fähig sind, an die Endotoxine zu binden, und gleichzeitig in der Lage sind, durch Umsetzung eines Substrats ein Fluoreszenzsignal zu generieren.

Neutralisationstest Mithilfe von Neutralisationstests (NT) werden Antikörper aus Patientenseren bestimmt, die tatsächlich eine schützende Wirkung haben. Sie sind in der Lage, die Infektion der Zellen durch das Virus zu neutralisieren. Anwendung finden Neutralisationstests bei Picornaviren und dem Zytomegalievirus.

Plaque-Assay Falls eine Infektion erfolgt, kann bei einigen Viren eine Veränderungen der Morphologie der Zellen (zytopathischer Effekt, CPE) beobachtet werden. Dieser kann in einem Plaque-Assay quantifiziert werden. Allerdings verursachen nur einige Viren einen CPE (z. B. Herpes-simplex-Viren).

Polymerase-Kettenreaktion Die Polymerase-Kettenreaktion (PCR) wird für den Nachweis von Genomäquivalenten der Erreger herangezogen. Für Viren, die ein RNA-Genom besitzen, ist vor dem Nachweis mittels PCR noch ein Schritt notwendig, der die RNA in DNA umschreibt. Die PCR bzw. RT-PCR ist für fast alle humanpathogenen Viren etabliert.

Southern Blot und Northern Blot Das virale Genom kann durch Hybridisierung mit radioaktiv- oder Digoxigenin-markierten DNA-Fragmenten mit umgekehrt komplementärer Sequenz nachgewiesen werden. Bei DNA-Viren kann dies per Southern Blot und bei RNA-Viren per Northern Blot erfolgen.

Spenglersan-Kolloid-Bluttest (Bluttest nach Schwarz) Im Blut eines jeden Menschen sind als Folge früherer Erkrankungen zelluläre Antikörper vorhanden. Das jeweilige Spenglersan-Kolloid, das als Antigen wirkt, löst eine Antigen-Antikörper-Reaktion aus, die sich als Zusammenballung darstellt. Der Grad der Zusammenballung ist gleichzeitig ein Anhaltspunkt für die Höhe des Antikörpertiters.

Praxis

Zur Ausführung des Spenglersan-Kolloid-Bluttests nach „Schwarz" nimmt man jeweils einen Tropfen Kapillar- oder Venenblut des Patienten, bringt diesen Blutstropfen auf einen sauberen Objektträger und vermischt ihn mittels eines Rührstäbchens mit jeweils 1 Tropfen des entsprechenden Spenglersan-Kolloids. Die Objektträger werden kurze Zeit stehen gelassen. Danach kann die Auswertung vorgenommen werden.

Der Test kann natürlich auch negativ ausfallen. Im positiven Falle genügt normalerweise die makroskopische Auswertung, eventuell ist eine Lupe oder die kleinste Vergrößerung eines Mikroskops erforderlich. Ein positives Ergebnis zeigt die jeweilige Reaktionslage des Körpers an und gibt gezielte Therapiehinweise. Die Spenglersan-Kolloide, die die stärksten Zusammenballungen zeigen, werden verordnet. Bei chronischen Erkrankungen sollte die Behandlungsdauer 6–8 Wochen betragen. Danach kann der Erfolg der Therapie durch einen erneuten Bluttest kontrolliert werden.

Western Blot Das Western Blotting dient dem Nachweis diagnostisch relevanter Proteine, so z. B. von Antikörpern im Serum, die für das Vorliegen bestimmter Infektionskrankheiten typisch sein können.

Weitere naturheilkundliche Hilfsdiagnosemethoden Zur Erkennung von toxischen Belastungen können außerdem eingesetzt werden:

- Konstitutionsdiagnostik
- Zungendiagnostik
- Nageldiagnostik
- Augendiagnose
- chinesische Pulsdiagnostik
- Diagnostik mithilfe der Elektroakupunktur
- Harnschau
- Kinesiologie

3 Therapie von Erregertoxikosen

3.1 Nosoden

Als **Nosoden** werden alle aus pathologischen menschlichen oder tierischen Körperstoffen aus physiologischen menschlichen und tierischen Körperflüssigkeiten und Exkrementen sowie aus parasitären Tieren hergestellte potenzierte Arzneimittel bezeichnet.

Als **Sarkoden** werden alle aus einzelnen gesunden Organen und Geweben menschlicher oder tierischer Herkunft gewonnenen Arzneimittel sowie aus menschlichen und tierischen Organismen isolierte Körperstoffe (jeweils in potenzierter Form) bezeichnet.

Die Homöopathie ist die Grundlage für die Therapie mit Nosoden oder Autonosoden. Die Isopathie oder Isotherapie, wie die Therapie mit Nosoden oder Autonosoden häufig auch genannt wird, ist eine besondere Therapierichtung der Homöopathie, deren Grundregel ein wenig anders lautet:

„Aequalia aequalibus curentur." („Gleiches möge mit Gleichem geheilt werden.")

Info

In den homöopathischen Arzneimittelschatz eingeführt wurden die Nosoden (von griech. nosos = „Krankheit" und eidos = „Gestalt") – ebenso wie die den Nosoden verwandte Arzneimittelgruppe der Sarkoden – in der ersten Hälfte des 19. Jahrhunderts.
Die Sarkoden (von griech. Sarx = „Fleisch") werden aus menschlichen bzw. tierischen Organ- oder Gewebeteilen hergestellt. Beide Arzneimittelgruppen stellen inzwischen integrale Bestandteile der homöopathischen Arzneimitteltherapie dar. Die verschiedenen Präparate werden (wie sämtliche Homöopathika) nach homöopathischen Prinzipien der Ähnlichkeit verschrieben. Nosoden finden heute vorwiegend in der Therapie langwieriger chronischer Erkrankungen Anwendung. Ebenfalls werden sie zur Behandlung der jeweils entsprechenden ansteckenden Akutkrankheiten (beispielsweise Scarlatina bei Scharlach oder Influenzinum bei Grippe) sowie der nach Durchlaufen einer Infektionskrankheit residuellen Beschwerden eingesetzt.

3.1.1 Geschichtlicher Rückblick

Der historische Blick zeigt, wie alt die Ursprünge der Idee der Nosodentherapie sind. Bereits bei *Hippokrates* findet man die Erkenntnis, dass Übles mit Üblem geheilt werde (*„vomitus vomitu curatur"*). Im alten China wurden Blatternsekrete gesammelt und getrocknet, um sie dann zur Vorbeugung aufzuschnupfen. *Robert Flud*, ein englischer Arzt, veröffentlichte 1638 eine Arbeit, in der er empfahl, Tuberkulose mit dem Sputum von tuberkulösen Patienten zu behandeln. Nur einige Jahre nach Flud, im Jahr 1644, schreibt *Athanasius Kircher* über die Behandlung von Vergiftungen durch Tiere (z. B. Spinnen- oder Skorpionbiss, Tollwut) durch die Verabreichung des betreffenden Giftes.

Hintergründe der Impfung Aus dem Jahr 1796 datiert die von *Edward Jenner* durchgeführte Impfung eines Jungen mit Kuhpockenlymphe. Aus diesen Ansätzen entstanden 2 völlig unterschiedliche Wege der Therapie:

- die klassische Impfung und
- die Nosodentherapie.

Das Wissen um den Hintergrund einer Impfung lehrt uns, dass man mithilfe von Verdünnungen von Toxinen dasselbe Toxin mittels induzierter Enzymreaktionen aus einer Zellverbindung (Bindegewebe) herauslösen bzw. entgiften kann.

Beachte

Es bedarf immer des parallelen Einsatzes von Drainagemitteln, um die Toxine endgültig über ihre natürlichen Ausleitungswege (Niere, Leber, Lymphe) aus dem Körper zu entfernen.

Einführung der Nosode Psorinum Wenn auch mit *Constatin Hering* (1800–1880) das Wort Nosode zum ersten Mal auftaucht, bedeutet dies keineswegs, dass damit erst die Geburtsstunde der Nosodentherapie geschlagen hätte. Im Gegenteil, kaum eine Therapieform ist so alt wie diese.

1831 verwendete Hering als erster Anhänger der klassischen Homöopathie die Produkte pathologischer Ausscheidungen als Simile. Sein erstes Präparat war eine aus Krätzeeiter hergestellte Nosode, die Hering zur Behandlung von Krätze einsetzte und „Psorin“ nannte. 1832 erschien die 43. Ausgabe der *Allgemeinen Homöopathischen Zeitung*, in der Hering seine Heilerfolge mit Psorin folgendermaßen beschrieb:

„Ich habe bis auf weiteres die Mittel dieses ganzen Gebietes im Arzneireich ‚Nosoden‘ genannt und verstehe darunter nur Krankheitsprodukte und zwar insbesondere die darin enthaltenen wirksamen Salze“.

1833 führte Hering die Nosode Psorinum in die Materia medica ein.

Beachte

Bei den Nosoden handelt es sich häufig um hoch verdünnte Erreger oder deren Toxine, die eine besondere Affinität zu den Erregern, den jeweiligen Toxinen oder bestimmten Organen haben. Nosoden finden Anwendung in der Be- und Nachbehandlung von chronischen Infektionen als sogenannte Reaktionsmittel, wenn toxische Therapieblockaden vorliegen, um die körpereigenen Ausscheidungs- und Abwehrvorgänge zu verbessern. Dabei werden sie nach dem Ähnlichkeits- (z. B. Asthmanosode bei Bronchitis) und/oder nach dem isopathischen Prinzip (z. B. Grippenosode gegen Grippe) eingesetzt.

Dyskrasie Eine weitere wertvolle Verwendung finden Nosoden nach *Charette* [7] bei lange vorher erworbenen oder sogar „ererbten“ Infektionen. *Honegger* [22] sieht den Einsatz von Nosoden bei Dyskrasien durch unterdrückte oder zurückgeschlagene infektiöse Krankheiten.

Beachte
All diese „Vergiftungen“ endogener und exogener Art erzeugen die „erworbene Dyskrasie“. Die ererbte und erworbene Dyskrasie bezeichnet man zusammen als „totale Dyskrasie“ [22]. Sie stellt die ätiologische Grundlage aller chronischen Erkrankungen (chronische Erregertoxikosen) dar.

Diese „totale Dyskrasie“ als toxische Belastung des Organismus erzeugt Blockaden im RES, besonders im Mesenchym, der Milz, dem Lymphsystem und den ab- und ausleitenden Organsystemen. Die Toxine sammeln sich dadurch auch immer mehr in der Zelle (intrazellulär) an, die innere Atmung (Stoffwechsel) der Zelle wird gestört und die Folge kann eine schwere chronische Krankheit sein. Aus der Dyskrasie des Blutes und der „Säfte“ ist durch die Folgen der Toxinblockade im Bindegewebe eine Zerstörung der Zellfunktion geworden. *Chiron* schrieb Folgendes dazu in der *Revue Française d'Homéopathie* [7]:

„Jede infektiöse Krankheit hinterlässt tatsächlich im Organismus, wenn nicht den Erreger selbst, so doch wenigstens seine (Erreger-)Toxine, die die ‚Säftemischung‘ abwandeln und das normale Funktionieren der Organe stören. Diese funktionellen Störungen sind am Anfang evtl. nur gering, können sich aber allmählich verstärken und stellen schließlich chronische Fälle dar. Hinsichtlich der Tuberkulose und der Syphilis sind das bekannte Erscheinungen, weniger aber denkt man an ursächliche Beziehungen etwa zwischen den augenblicklichen Krankheitserscheinungen und einem vielleicht schon in der Kindheit durchgemachten Typhus, einer Grippe oder einem Scharlach, und dennoch sind diese Beziehungen real. Es wird dann klar, dass das Auftreten der augenblicklichen Störung(en) eine offensichtliche Beziehung zu der früheren Krankheit hat. Manchmal gibt der Patient auch schon selbst den Weg auf, indem er angibt, sich nach einer Infektionskrankheit (z. B. Grippe oder Scharlach) niemals mehr recht wohlgefühlt zu haben. Dann denke man an die zuständige (homologe) Nosode.“

Beachte
Nosoden werden auch heute noch häufig in der von Samuel Hahnemann (1755–1843) vorgegebenen ursprünglichen C-Potenz zubereitet und nach dem homöopathischen Arzneibuch hergestellt. Der Therapeut ist somit in der Lage, unter Beachtung entsprechender Dosierungsrichtlinien mithilfe der atoxischen Nosoden aktuelle, wie auch chronische toxische Belastungen erfolgreich zu behandeln.

Zur weiteren Beschäftigung mit der Geschichte sei hier insbesondere die *Materia medica der Nosoden* des französischen Homöopathen *Othon-André Julian* (1910–1984) erwähnt [24], die ab der zweiten französischsprachigen Auflage von 1977 auch eine ausführliche Zusammenstellung der Nosodengeschichte beinhaltet.

Geschichte der Isopathie

Im Gegensatz zu *Hahnemann*, dessen Prinzip *„similia similibus curentur“* ist, muss für die Nosoden, die der Leipziger Tierarzt *Johann Josef Wilhelm Lux* 1833 in seinem Werk *Die Isopathik der Kontagionen oder alle ansteckenden Krankheiten tragen in Ihrem eige-*

nen Ansteckungsstoff die Mittel zu ihrer Heilung beschrieb [36], das Prinzip *„aequalia aequalibus curentur"* („Gleiches soll mit Gleichem behandelt werden") gelten.

Ein ungarischer Gutsbesitzer hatte ihn gebeten, homöopathische Heilmittel gegen Räude und Rotz zu liefern. Dr. Lux ersetzte das fehlende **Simile** durch ein **„Aequale"**, indem er von einem an Räude erkrankten Tier einen Tropfen Blut und einem an Rotz erkrankten Tier Nasenschleim entnahm und bis zur C 30 potenzierte. Ermutigt durch seinen Erfolg verkündete er: *„Aequalia aequalibus curentur"* (dasselbe, was eine Krankheit hervorruft, heilt sie).

Diese Aussage wurde von *Hahnemann* mit sehr viel Skepsis und Misstrauen aufgenommen. Anfänglich warnte er sogar vor dem Anwenden dieser Mittel. Erst viel später rang er sich zu einer abwartenden Haltung durch. Er forderte die Prüfung am Gesunden, um die Wirkungsrichtung zu erforschen. Auch Hahnemann erwies sich als nicht unbelehrbarer Gegner der Nosoden und schrieb 1856 in der 4. Auflage seines Organon in § 56:

> *„Man möchte gerne eine 3. Kurat durch Isopathie, wie man sie nennt, erschaffen: nämlich mit gleichem Miasma eine gleiche vorhandene Krankheit heilen. Aber gesetzt auch man vermöchte dies, so würde, da sie das Miasma hoch potenziert und folglich verändert dem Kranken reicht, sie dennoch nur durch ein dem Simillimo entgegengesetztes Simillimum die Heilung bewirken."*

3.1.2 Nosoden – allgemeiner Überblick

Nosoden werden aus „krankem" oder pathologischem Material wie Blut, Eiter, Krankheitserregern oder Krebszellen hergestellt. Produkte aus körpereigenen Bestandteilen, wie Zellen aus Organen oder vom Körper hergestellte Sekrete oder Exkrete, wie etwa Hormone, werden ebenfalls hinzugezählt. Es sind krankheitsauslösende Agenzien, deren Virulenz oder Toxizität durch die homöopathische Zubereitung ausgelöscht wurde, deren Information aber die immunologischen Erkennungsmechanismen voll erreicht und entsprechende Stimulationen bzw. Modulationen möglich macht. Die Nosoden gliedern sich aus verschiedenen Gruppen heraus aus:

- reinen Mikrobenkulturen
- Impfstoffen, Seren und Toxinen
- von einem Kranken gewonnenen Krankheitsprodukten
- homöopathisierten Allopathika
- Schwermetallen, Umweltschadstoffen und chemischen Substanzen

Beachte

Die Nosoden werden in homöopathischer Dosierung eingesetzt, um im Körper einen Reiz zu setzen und damit den Heilungsprozess günstig zu beeinflussen. Anregung zur Selbsthilfe bzw. Selbstheilung ist das Prinzip.

Therapeutischer Einsatz von Einzel- und Komplexnosoden bei:

- **toxischen Belastungen bakterieller und viraler Genese**
- **Impfschäden**
- **Therapieschäden durch z. B. synthetische Arzneistoffe**
- **Belastungen durch Umwelttoxine**

Geschichtlicher Überblick

- vor 1000 Jahren: Impfung mit Pockeninhalt
- 1798 Kuhpockenimpfung von *Jenner*
- 1820 *Lux* potenziert Rotz und Blut von Tieren
- 1832 *Hering* prägte das Wort Nosode
- seit 1978 Nosodenherstellung im HAB 1

Die Nosoden selbst werden ebenso ausgewählt wie homöopathische Arzneimittel und eine akute Krankheit kann mit einer der Krankheit entstammenden Nosode behandelt werden. So dient beispielsweise „Pertussinum", eine Nosode, die aus dem Auswurf keuchhustenkranker Kinder gewonnen wird, gegen Keuchhusten.

Beachte

Bei der Behandlung mit Nosoden wird die anamnestisch-ätiologische Ähnlichkeit beachtet: Wenn eine akute Krankheit mit einer Nosode behandelt worden ist und es bricht eine weitere Krankheit aus, für die man die vorhergehende Krankheit verantwortlich macht, so kann sie mit der Nosode aus dem ersten Krankheitsbild behandelt werden.

3.1.3 Ausgangsmaterial

Nosoden sind nach einer homöopathischen Verfahrenstechnik hergestellte Zubereitungen aus pathologisch veränderten Organen oder Organteilen von Mensch oder Tier, ferner aus abgetöteten Kulturen von Mikroorganismen oder aus Zersetzungsprodukten tierischer Organe oder aus Körperflüssigkeiten, die Krankheitserreger bzw. Krankheitsprodukte enthalten, z. B. Blut, Liquor oder Punktionsflüssigkeit. Die Identität des Ausgangsmaterials wird durch fachärztlichen Befund des Operationsmaterials oder durch Laborbefund belegt oder durch Zertifikate der Lieferanten von Bakterien und Viren. Das HAB sieht vor, dass das Ausgangsmaterial für Nosoden zunächst sterilisiert wird.

Beachte

Es handelt sich also bei den Nosoden nicht um Impfstoffe, Seren oder dergleichen, sondern um Homöopathika.

3.1.4 Einteilung der körpereigenen Nosoden

Autonosoden

Die Autonosodentherapie ist eine Weiterentwicklung bzw. weitere Individualisierung der Nosodentherapie.

Als Autonosoden werden solche Nosoden bezeichnet, bei denen das Ausgangsmaterial für die Nosode vom Patienten selbst stammt. Aus vom Patienten gewonnenem Material wird nur für ihn ein homöopathisches Arzneimittel hergestellt. Diese Autonosode (z. B. mentop vac) ist einmalig und individuell.

Es sind aus dem eigenen Organismus von Kranken gewonnene Substanzen, wie z. B. Blut, Harn, Tränenflüssigkeit, Sputum, Eiter, Stuhl oder krankes Gewebe. Die Wirkung der Autonosode wird als die eines Katalysators angesehen, der einen reaktionsschwachen Organismus aktivieren und seine Abwehrkräfte mobilisieren kann. Im Gegensatz zur „Normalnosode" enthalten die Autonosoden außer den Krankheitskeimen auch noch Stoffwechselprodukte aus dem individuellen Krankheitsgeschehen. Die Herstellung sollte daher möglichst aus den Produkten des betreffenden Kranken selbst erfolgen.

Es ist möglich, aus jedem Krankheitsprodukt Autonosoden herzustellen. Prinzipiell lassen sich Autonosoden aus jedem Gewebe gewinnen. Der behandelnde Therapeut entscheidet, welches Material des Patienten (z. B. Urin, Nebenhöhlensekret, Stuhl) entscheidende Informationen enthält, und wählt dieses als Basis für die Herstellung einer Autonosode.

Durch die Verarbeitung des patienteneigenen Materials für die Autonosode (▸ **Tab. 3.1**) geht man so individiuell wie in der Homöopathie überhaupt nur möglich auf den Patienten und seine Erkrankung ein. Auch die Potenzen können vom Therapeuten ganz individuell für den Patienten ausgewählt werden. Als Darreichungsformen stehen primär Globuli oder Tropfen zur oralen Einnahme zur Auswahl.

! Beachte

Wichtig ist, dass die Autonosoden keinesfalls eine antibiotische oder eine andere medizinische Therapie (z. B. Impfung) ersetzen, wenn diese erforderlich ist. Sie können jedoch jederzeit als Ergänzung eingesetzt werden. Die orale Therapie mit Autonosoden wird des Öfteren auch als „homöopathische Vakzinierung" bezeichnet und ist heute ein unverzichtbarer Bestandteil der naturheilkundlichen Praxis geworden.

▸ **Tab. 3.1** Autonosoden.

Bei?	Woraus?	Welche Potenzen?
Mykosen, Dysbiosen	• patienteneigene Pilz- bzw. Bakterienkulturen aus z. B. Stuhl oder Abstrichen • Stuhl oder Abstrich • Sputum • Hautschuppen	D 6–D 10 oder D 6–D 30
Allergien	• Tierhaare (eigene Tiere) • Hausstaub (eigener)	D 6–D 10 oder D 6–D 30
Sinusitis, chronisch rezidivierende	Nebenhöhlensekret bzw. patienteneigene Bakterienkulturen aus demselben	D 6–D 10 oder D 6–D 30
Reizdarmsyndrom, Nahrungsmittelunverträglichkeit	Stuhl	D 4 oder D 6–D 10
Zystitis, chronisch rezidivierende	Urin	D 6–D 10 oder D 6–D 30

Indikationen

Wichtige Indikationen für die **Autonosodentherapie** sind:

- rezidivierende Infekte
- atopische Dermatitis, Urtikaria, Psoriasis
- gastroenterologische Beschwerden, wie z. B. Reizdarmsyndrom
- hyperkinetisches Syndrom, Migräne, Mykosen (Pilzerkrankungen)
- rheumatische Erkrankungen
- chronische Stirn- und Kiefernhöhlenerkrankungen
- Nahrungsmittelallergien
- Intoxikationen

Therapie

Die individuelle Therapie mit Autonosoden ist unterstützend zu empfehlen, wenn folgendes Ziel erreicht werden soll:

- spezifische und unspezifische Ausleitung von Toxinen und Xenobiotika
- spezifische Ausleitung bei mikrobiellen Infekten (insbesondere bei chronisch rezidivierenden)
- Beeinflussung wichtiger Provokationsfaktoren bei entzündlichen Prozessen
- spezifische Desensibilisierung bei allergischen Reaktionen, speziell auch bei Nahrungsmittelallergien

Plazentanosode

Während der Dauer der Schwangerschaft ist die Plazenta für die Versorgung und für den Schutz des Babys verantwortlich. Die Plazenta übernimmt während der Schwangerschaft die Aufgaben der Organe des Babys, bis diese ausreichend ausgebildet sind. Sie produziert für die Schwangerschaft relevante Hormone, Stoffe der Immunabwehr und schützt vor vielen Schadstoffen und Krankheitserregern. Da jede Schwangerschaft anders verläuft, ist jede Plazenta unterschiedlich tätig und somit einmalig. In der Homöopathie weiß man seit über 200 Jahren die Kraft der Plazenta zu schätzen und kennt ein großes Spektrum an Anwendungsmöglichkeiten für die Plazentaglobuli.

Wie für jedes homöopathische Arzneimittel wurde auch für die Placenta humana ein sogenanntes Arzneimittelbild erstellt, in dem die Situationen und Erkrankungen beschrieben werden, bei denen das Mittel eingesetzt werden kann (z. B. Bronchitis, Neurodermitis, Erkältungen). Als Einsatzmöglichkeiten für die Plazentaglobuli werden u. a. Infekte verschiedener Art, sogenannte Frauenleiden, Stillprobleme und Erschöpfungszustände aufgeführt.

All diese Erkenntnisse aus der Vergangenheit stammen von homöopathischen Mitteln, die aus einer beliebigen Placenta humana hergestellt wurden. Viele Homöopathen erkannten jedoch mit der Zeit, dass die verwendete Plazenta entscheidend für die Wirkweise des Mittels sein kann. Will man also den besonderen Verlauf der Schwangerschaft und damit die persönliche Prägung der Plazenta im homöopathischen Mittel widergespiegelt finden, so ist die Aufarbeitung der eigenen Plazenta sinnvoll.

Bereits aus einem erbsengroßen Stückchen der eigenen Plazenta kann das individuelle homöopathische Arzneimittel (z. B. mentop vac Plazenta) hergestellt werden. Vielfach wird auch von einer Plazentaautonosode gesprochen. Der Begriff „Auto“ kommt aus dem Griechischen und bedeutet „selbst“. Er wird verwendet, wenn der Ausgangsstoff für das homöopathische Mittel vom Patienten selbst stammt.

! Beachte
Als „Nosode“ werden homöopathische Mittel bezeichnet, die aus krankheitsbezogenen menschlichen oder tierischen Ausgangsstoffen hergestellt werden. Die Plazenta wird jedoch im „gesunden“ Zustand verarbeitet, weshalb der Begriff Plazentasarkode besser passen würde.

Nosoden aus Eigenblut

Durch die Verknüpfung mit homöopathischen Herstellungsmethoden entstand in den letzten Jahrzehnten aus der Eigenbluttherapie schließlich die sogenannte Eigenblutnosode zur oralen Einnahme (z. B. primär bei Infektanfälligkeiten und Allergien). Federführend bei der Entwicklung dieser „homöopathischen“ Eigenblutbehandlung war die Arnsberger Kinderärztin Dr. *Hedwig Imhäuser* in den 1950er-Jahren. Die bequeme orale Darreichungsform des Arzneimittels vereinfacht die Behandlung sehr und macht sie besonders sanft und nebenwirkungsarm. Die Anwendung kann problemlos zu Hause erfolgen und benötigt keine ständige therapeutische Überwachung. Aufgrund der hervorragenden Verträglichkeit sind Eigenblutnosoden sogar für Kinder geeignet.

Nosoden aus Eigenurin

Die Eigenurinbehandlung bezeichnet die Anwendung des eigenen Urins zu medizinischen Zwecken. Sie soll als Reiz- oder Umstimmungstherapie die körpereigenen Abwehrkräfte anregen bzw. regulieren. Eigenurin wird unverdünnt entweder getrunken (verbreitet in Asien, insbesondere in Indien) oder äußerlich angewandt, unverdünnt oder in homöopathischer Verdünnung subkutan injiziert oder in Form homöopathischer Zubereitungen (Eigenurinnosode) eingenommen. Die Eigenurinnosoden haben eine sanfte und nachhaltige Wirkung. Sie werden insbesondere zur generellen Stärkung der Lebenskräfte und zur Entgiftung eingesetzt.

Nosoden aus Stuhl

Die Therapie von Allergien, speziell Nahrungsmittelallergien, stellt hohe Anforderungen an die Praxis. Trotz der Vielfalt der Allergene soll die Therapie möglichst individuell und vor allem speziell auf den Patienten ausgerichtet sein. Die Anwendung soll einfach sein, die Belastung für den Patienten, gerade für Kinder, soll möglichst gering ausfallen. Die orale Autonosode D 4 aus dem Stuhl des jeweiligen Patienten ist ein Therapieansatz, der diese Anforderungen erfüllt (► **Abb. 3.1**).

- Der Stuhl ist quasi das Sammelbecken der oral mit der Nahrung zugeführten Antigene. Er kann somit für den Patienten als individuelles „Gesamtallergen“ betrachtet werden.
- Dieses individuelle Gesamtallergen kann als Autonosode in Form einer Nosode in toto verarbeitet werden.

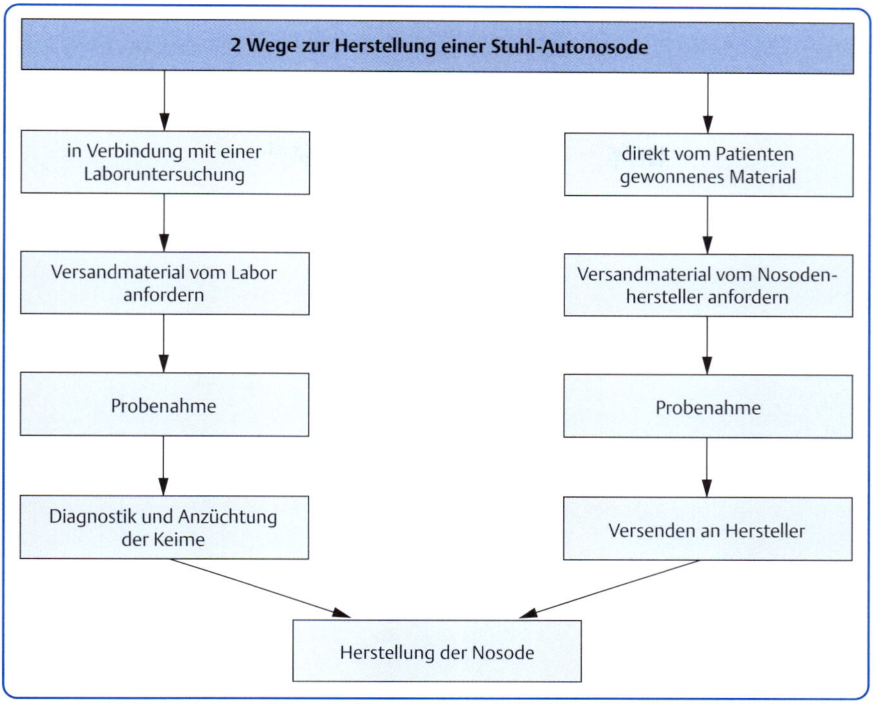

▶ **Abb. 3.1** Herstellung einer Nosode.

Die Herstellung in einer D 4 hat sich als praktikabel erwiesen. Die Konzentration reicht für eine immunologische Provokation aus, Überreaktionen treten dagegen selten auf.

! Beachte

Die oral einzunehmende Autonosode bietet die Möglichkeit, den Organismus des Patienten nach der oralen Provokation auf schonende Weise erneut mit den immunologisch reaktiven Teilen der Keime zu konfrontieren, um eine gezielte immunologische Reaktion zu erreichen (▶ Tab. 3.1).

dent-Nosoden

Schwermetallbelastungen im Mundbereich (z. B. Amalgam) und damit verbundene entzündliche Prozesse im Dentalbereich können Auswirkungen auf den gesamten Organismus haben. Begünstigt werden diese Prozesse häufig durch Mykosen der Mundschleimhaut und Verschiebungen in der Flora derselben. Nicht selten ist die Ursache in gestörten Immunreaktionen, z. B. Infektanfälligkeiten und/oder Allergien, im Dentalbereich zu suchen. Das Auftreten von Parodontitis und Karies hängst eng zusammen mit einer Störung des ökologischen Gleichgewichts in der Mundhöhle.

▶ **Tab. 3.2** Autonosoden für den Mundbereich.

Bei?	Woraus?	Welche Potenzen?
Entzündungen	• aus Eiter • aus entzündetem Gewebe • aus Speichel	D 6–D 10 oder D 6–D 30
Mykosen oder Dysbiosen der Mundschleimhaut	• patienteneigene Pilz- bzw. Bakterienkultur der Mundschleimhaut • Speichel	D 6–D 30
Parodontitis	patienteneigene Pilz- bzw. Bakterienkultur der Mundschleimhaut	D 6–D 10 oder D 6–D 30

Die Applikation einer Autonosode aus den für die Erkrankung typischen Keimen (▶ **Tab. 3.2**) stimuliert die Wiederherstellung dieses ökologischen Gleichgewichts. Mittels Reizsetzung erfolgt eine verbesserte Immunantwort auf die Erreger und eine Toxinausleitung. Im Falle der Parodontitisautonosode wird eine Applikation mittels stumpfer dent-Kanülen direkt in/an die infizierten Zahntaschen empfohlen oder die Parodontalkeime werden dem Körper in einer verdünnten Form präsentiert. Über die Erkennung keimspezifischer Oberflächenstrukturen wird eine spezifische Immunantwort hervorgerufen. Damit werden die Erreger auf immunologischer Ebene bekämpft.

Muttermilch- und Nabelschnurblut-„Nosoden“

Sollte z. B. die Plazenta nicht für die Herstellung einer „Plazentaautonosode“ verfügbar oder verwendbar sein, bietet sich mit der Muttermilch eine gute Alternative. Auch die Muttermilch – Lac humanum – ist in der Homöopathie altbewährt und ihr Arzneimittelbild und damit die Anwendungsmöglichkeiten decken sich in vielerlei Hinsicht mit denen der Plazenta.

Lac humanum Die Muttermilch dient dem Säugling zur Immunstärkung und versorgt ihn mit wichtigen Nährstoffen. Der Vorgang des Stillens ist zudem für die Beziehung zwischen Mutter und Kind wichtig. Es liegt daher nahe, auch das Potenzial der Muttermilch homöopathisch in Form der Lac-humanum-„Nosode“ zu nutzen.

Nabelschnurblut In den letzten Jahren wird vermehrt auch die Verwendung von Nabelschnurblut für homöopathische Zubereitungen (gewünscht) nachgefragt. Es muss darauf hingewiesen werden, dass für die Anwendung von homöopathisch aufgearbeitetem Nabelschnurblut bisher noch nicht auf Erfahrungen in der Fachliteratur zurückgegriffen werden kann. Da Nabelschnurblut mit den Stammzellen vielseitig entwickelbare Zellen enthält und damit auch regenerative und immunologische Fähigkeiten hat, lässt dies den Einsatz einer „Nosode“ aus Nabelschnurblut durchaus aussichtsreich erscheinen.

3.1.5 Heteronosoden

Das sind Stoffe, die nicht aus dem eigenen Organismus stammen, z. B. die Gruppe der Erbnosoden oder biotherapeutischen Polychreste (z. B. metabiarex N)

Gruppen von Heteronosoden

Es gibt virale, bakterielle und Impfstoffnosoden.

Beispiele für **virale Nosoden**:

- Coxsackie-Virus-B4-Nosode: Diese wird hergestellt aus auf 109 plaquebildende Einheiten pro Milliliter eingestellte und abgetötete Coxsackie-B4-Viren.
- Herpes-zoster-Nosode: Diese wird hergestellt aus auf 106 plaquebildende Einheiten pro Milliliter eingestellte und abgetötete Herpes-zoster-Viren.

Beispiele für **bakterielle Nosoden**:

- Bacterium-coli-Nosode: Diese ist ein aus *Escherichia-coli*-Bakterienkulturen, die auf einen bestimmten Titer (107 KBE/g) eingestellt werden, eingestelltes Präparat.
- Bacterium-lactis-aerogene-Nosode: Eine aus *Enterobacter-aerogenes*-Bakterienkultur (107 KBE/g) hergestellte Nosode.

Gewebenosoden sind Nosodenpräparate aus pathologisch veränderten Organen bzw. Geweben und Stoffwechselprodukten.

Gruppen von Nosodenzubereitungen:

- virale Nosoden, z. B. Herpes-zoster-Nosode
- bakterielle Nosoden, z. B. Tuberculinum
- Impfstoffnosoden, z. B. Grippenosode
- Gewebenosoden (Organnosoden), z. B. Gastritisnosode
- Sekretnosoden, z. B. Sinusitisnosode
- Inkretnosoden, z. B. Mastopathia-cystica-Nosode

Indikationen für eine Heteronosodentherapie

- chronisch exsudative Erkrankungen
- chronisch proliferative Erkrankungen
- chronisch degenerative Erkrankungen
- Autoaggressionserkrankungen
- Therapieschäden

3.1.6 Erbnosoden

Als besondere konstitutionelle Nosoden liegen die sogenannten Erbnosoden vor. Sie lehnen sich an *Hahnemanns* Grundübel (Miasmen) Psora, Sykosis und Syphilis an. Auch Tuberculinum zählt zu den Erbnosoden. *Hahnemann* war seinerzeit durchaus enttäuscht darüber, dass bestimmte (chronische) Krankheiten durch seine homöopathische Behandlung nur scheinbar ausheilten oder sich nur vorübergehend besserten. Durch diese Misserfolge drängte sich ihm der Gedanke auf, es mit einem „tief liegenden Ur-Übel" zu tun zu haben. Chronische Krankheiten können nach dieser Ansicht nicht nur erworben, sondern auch von den Vorfahren ererbt worden sein.

Hahnemann postulierte: „Allem Anschein nach wird die Leibesfrucht schon im Mutterleib durch diese Erbtoxine beeinflusst."

Eben diese Erbtoxine sind nach *Hahnemann* für die spätere Entwicklung von chronischen Krankheiten verantwortlich und müssen durch den Einsatz von Erbnosoden aus dem Körper beseitigt werden. *Hahnemann* reduzierte dabei alle chronischen Krankheiten auf 3 Miasmen. 7 von 8 waren seiner Ansicht nach durch die Psora bedingt, das verbleibende Achtel schrieb er der Syphilis und Sykosis zu. Eine entsprechende Disposition kann folglich also auch durch Krankheiten der Vorfahren bedingt sein.

Gewinnung der Erbnosoden

- Psorinum – aus Krätzebläschen gewonnenes Sekret
- Syphilinum (Luesinum) – wird in Form der serösen Flüssigkeit eines harten Schankers gewonnen
- Medorrhinum – eitriges Urethralsekret eines an Tripper (Gonorrhö) erkrankten Patienten
- Tuberculinum – Filtrat eines flüssigen Nährmediums, auf dem humane/bovine Stämme von *Mycobacterium tuberculosis* gezüchtet werden

Bei chronischen Krankheitszuständen sind nach *Mezger* [39] die Erbnosoden Tuberculinum, Syphilinum und Medorrhinum von großer Bedeutung: Gerade bei chronischen Erkrankungen, deren Chronizität auf eine Belastung des Bindegewebes durch Erregertoxine (z. B. Lyme-Borreliose) bedingt sein kann, hat sich eine Entgiftungstherapie mit den Erbnosoden (Breitbandnosoden) sehr bewährt. Also überall dort, wo Erreger mit ihren Toxinen (Erregertoxinlast) zu einer Belastung des Bindegewebes geführt haben und damit eine Chronizität unterhalten können oder eine Maskierung einer Erkrankung verursachen (s. auch Spenglersan-Therapie, Kap. 3.4).

> *„Infektbedingte Mesenchymverschlackungen, das heißt an Eiweiß gebundene Toxine mit verschiedenen Prädilektionsstellen zum Beispiel nach Diphterie oder Poliomyelitis, können nur mit dem Ison Diphterinum oder der Nosode Poliomyelitis aus dem Körper entfernt werden." [61]*

Da nahezu jeder Mensch mit einem der Miasmen behaftet sein könnte, ist eine Nosodenkombination (z. B. metabiarex N) therapeutisch häufig sinnvoll. Zudem können die sogenannten Erbnosoden auch mit anderen Nosoden oder homöopathischen Mitteln kombiniert werden, um ein breiteres Wirkungsspektrum und damit eine größere Effizienz zu erreichen.

Wirkungsweise der (Erb-)Nosoden:

- Entgiftung der Gewebezellen des Organismus sowie des Extrazellulärraums
- Lösung von Mesenchymblockaden bedingt durch Erregertoxine
- Modulation des Immunsystems und damit Stärkung der körpereigenen Abwehr

Heute setzt man solche Erbnosoden als sogenannte Breitbandnosoden ein, um eine breite unspezifische Entgiftungsleistung des Bindegewebes bei Erregertoxikosen (d. h. bei Belastungen des Bindegewebes durch Toxine von Erregern jeglicher Art, chronische

Herde) zu erzielen. Dies auch deshalb, weil es immer weniger, auf den Erreger bezogene Einzelnosoden gibt.

3.1.7 Weiterentwicklung der Nosodentherapie

Der enorme naturwissenschaftliche Erkenntniszuwachs seit der zweiten Hälfte des 19. Jahrhunderts hatte auch in der Homöopathie einige Neuerungen zur Folge, wovon insbesondere die Nosodentherapie profitierte. So konnten die von Bakteriologen geschaffenen Möglichkeiten der Isolierung einzelner Erreger auch dazu genutzt werden, Nosodenpräparate von bestimmten Bakterien in Reinkultur herzustellen Die seit den 1880er-Jahren zur Bekämpfung von Infektionskrankheiten entwickelten Impfstoffe fanden ebenfalls in potenzierter Form Eingang in die homöopathische Materia medica. Ähnliches gilt für potenzierte Allergene oder chemisch hergestellte Arzneimittel, die aufgrund ihrer isopathischen Anwendung zu den Nosoden gezählt werden.

Auch die von den Bakteriologen Edward Bach (1866–1936) und John Paterson (1890–1955) entwickelten, aus isolierten Enterobakterien bestehenden Darmnosoden kamen hinzu.

Der Großteil der später hinzugekommenen Substanzklassen von Nosodenpräparaten geht indes auf neue technische Errungenschaften zurück und ist somit einem allgemeinen Fortschritt der Naturwissenschaften geschuldet. Auch neuartige Anwendungsarten von Nosodenpräparaten entwickelten sich vorwiegend durch Anregungen aus der Wissenschaft oder deren Übernahme in einige der Homöopathie verwandte Therapieformen, wie beispielsweise der Elektroakupunktur nach Voll (EAV).

Wie Reckeweg sah auch *Reinhold Voll* (1909–1989), der Begründer der nach ihm benannten EAV, eine Mesenchymverschlackung als Ursache vieler Krankheiten an. Die von Voll entwickelte Therapieform besteht dabei zum Großteil aus einer Verabreichung von Nosodenpräparaten in Kombination mit bestimmten Drainagemitteln. Welche Nosoden im individuellen Krankheitsfall einzusetzen sind, ermittelt man bei der EAV durch Medikamententestung mittels eines Elektroakupunkturgeräts, mit dem Voll in den 1950er-Jahren zu experimentieren begann. Bei dieser Methode werden Änderungen des Hautwiderstands des Patienten, die sich u. a. durch Berührung von Medikamenten ergeben, an mehreren Hautpunkten gemessen. Viele Messpunkte sind aus der Meridianlehre der Traditionellen Chinesischen Medizin entlehnt, Voll beschrieb zusätzlich dazu auch eigene Messpunkte.

Zu den ausgetesteten Medikamenten zählen neben den Nosoden u. a. Sarkoden, potenzierte Stoffwechselsubstanzen (wie Kreatinin oder Harnstoff), Homöopathika oder potenzierte zahnärztliche Werkstoffe.

3.1.8 Dosierungshinweise für Nosoden

Die Dosierung sollte stets individuell erfolgen. Sie ist auch abhängig vom Befund, vom Befinden und der Konstitution. Die Dauer der Behandlung mit Nosodenpräparaten ist individuell unterschiedlich zu gestalten. Nach akuten Erkrankungen empfiehlt sich eine kurze Therapiedauer von 2–4 Wochen, während sich die Behandlung einer chronischen Erkrankung, je nach Reaktionslage, über einen längeren Zeitraum (ca. 6 Monate oder länger) erstrecken kann.

Cave

Kommt es während einer Nosodentherapie zu einer akuten Infektion oder einem Ereignis, das den Einsatz starker synthetischer Medikamente erfordert, so sollte man die Nosodenbehandlung abbrechen, bis sich der Zustand des Patienten wieder verbessert hat.

Praxis

Höhere Potenzen (D 12, D 30, D 200 und höher) verwenden bei
- erhöhter Reizbarkeit,
- Diathesen,
- Allergien,
- chronischen Leiden.

Indikationen für höhere Potenzen können größere Applikationsintervalle nach sich ziehen bzw. verlangen.
Niedere Potenzen (etwa bis D 6 bzw. D 8) verwenden bei
- mehr oder minder akuter Erkrankung,
- trägen Reaktionstypen.

Indikationen für niedere Potenzen verlangen dagegen in der Regel kurze Applikationsintervalle von etwa 2–3 Gaben pro Woche.

Toxisches Ping-Pong

Die Wirkungsweise von Nosoden besteht darin, den Körper zu reizen, Toxine aus den intra- und extrazellulären Lagerstätten in den Kreislauf abzusondern. Werden die sich nunmehr im Fluss befindlichen Toxine nicht in absehbarer Zeit aus dem Körper eliminiert, wandern sie wieder in das Bindegewebe und die Zellen zurück. Diesen Effekt nennt man „toxisches Ping-Pong". Aus eigener Kraft ist der Körper nur bedingt in der Lage, die Toxine auszuschwemmen. Eine ausleitende Therapie ist daher untrennbar mit der „Entgiftung" verbunden.

3.1.9 Nach welchen Gesichtspunkten setzt man noch Nosoden ein?

Nosoden sind krankheitsauslösende Agenzien, deren Virulenz oder Toxizität durch die homöopathische Zubereitung ausgelöscht wurde, deren Information aber die immunologischen Erkennungsmechanismen voll erreicht und entsprechende heilungsfördernde Stimulationen möglich macht.

Beachte

Die Nosoden können auch als „Heilmittel des Terrains" bezeichnet werden. Sie entfalten keine direkte Wirkung auf die Krankheitserreger, können aber die Abwehrlage des Organismus im Hinblick auf die endgültige Überwindung einer Infektion oder infektionsbedingten Schädigung verbessern.
Sie werden in der Regel zur Nachbehandlung nach Abklingen des akuten Stadiums einer Infektion bzw. einer Infektionskrankheit eingesetzt, was einer Anwendung im Sinne der anamnestischen ätiologischen Ähnlichkeit entspricht.

Die Nosoden können aber auch im Sinne einer symptomatischen Ähnlichkeit verabreicht werden oder wenn bei einem Patienten ohne Nachweis einer stattgefundenen Krankheit lediglich Symptome bestehen, die denjenigen einer bestimmten Krankheit ähnlich sind. Alle Nosoden können als spezifisches Heilmittel, als Isotherapeutikum, bei der entsprechenden Krankheit eingesetzt werden, der sie entstammen. Aber auch nach überstandener Krankheit stellen die Nosoden ein ausgezeichnetes Mittel dar, um die in der Matrix abgelagerten Toxine zur schnelleren Ausscheidung zu bringen.

Oft genug handelt es sich bei solchen Fällen nicht nur um die Ausscheidung der Erregertoxine, sondern auch um Restbestände der Erreger mit latenten Krankheitsherden, somit um nicht mehr pathogene Erregeransiedlungen (maskierte Erkrankungen, z. B. Muskelrheuma durch Toxine von Yersinien). Damit ist bereits die Indikation der Nosoden angedeutet: unterstützend bei Infektionskrankheiten und deren Folgen.

Nosodenkomplexe

Nosodenkomplexe (z. B. metabiarex N) sind Verdünnungen der heute am häufigsten vorkommenden toxischen bzw. krankheitsauslösenden Substanzen. Nach der homöopathischen Arzneimittellehre ist es möglich, mithilfe von Verdünnungen von Giften oder auch Erregern in vielen Fällen dasselbe oder ein ähnliches Toxin aus der Zellverbindung herauszulösen bzw. zu entgiften.

Im Allgemeinen beträgt die Anwendungsdauer eines Nosodenkomplexes ca. 4 Wochen. Bei länger dauernden chronischen Erkrankungen können Nosodenkomplexe auch 2–4 Monate zur Anwendung kommen. Dabei sollten folgende Dinge beachtet werden:

- Je älter die Erkrankung, desto länger die Anwendung (z. B. bei chronischen Leiden).
- Wenn Nosodenkomplexe gut ansprechen, d. h. die Beschwerden immer mehr nachlassen, sollten die Nosodenkomplexe noch weiter eingenommen werden, bis die Beschwerden gänzlich verschwunden sind.
- Nach akuten Erkrankungen noch 2–4 Wochen nachtherapieren.
- Ganz allgemein gilt und ganz besonders für die Nosodentherapie: Höhere Potenzen (D 12, D 30 usw.) sind angezeigt bei:
  - erhöhter Reizbarkeit
  - Diathesen
  - Allergien
  - chronischen Leiden

3.1.10 Nosoden zur Immunmodulation

Nosoden als Immunmodulatoren sind immer dann angezeigt, wenn gestörte immunologische oder auch autoaggressive Prozesse vorliegen. Die Wirkung der Nosode wird durch den „antigenen Charakter" der Substanzen erklärt, der ein reaktionsschwaches Immunsystem aktivieren, modulieren und trainieren kann. Ziel sind die Wiederherstellung und der Erhalt der Homöostase des Grundsystems bzw. der Grundsubstanz.

Ist eine physiologische Leukozytolyse nicht adäquat anzuregen, ist die Grundregulation gefährdet. Bei chronisch Kranken und Tumorpatienten ist dies mit einer sehr schlechten Prognose verbunden. Die fehlende zytolytische Fähigkeit ist direkt mit einer weitgehenden Schädigung des RES assoziiert. Dies ist ein wichtiger Hinweis, dass die spezifischen Immunreaktionen in der Unspezifität der Grundregulation wurzeln (*Pischinger*, [47]).

Umgekehrt ist eine regulierbare Leukozytolyse ein prognostisch günstiges Zeichen. Überprüft man die physiologische Leukozytolyse mittels eines Provokationstests (*Freund-Kaminersche*-Reaktion, Entwicklung des Tests 1910), so zeigt sich, dass unter normalen Umständen ca. 20 % aller Neutrophilen Lysebereitschaft zeigen. Bei chronisch Kranken und Tumorpatienten kann dies bis auf 100 % ansteigen mit zunehmender Erschöpfung des Nachschubs reifer Neutrophiler und Verlust der Lysefähigkeit und damit Verlust spezifischer und unspezifischer Abwehrmechanismen.

Zudem verändert sich die Homöostase in der Weise, dass es zu einer Verminderung des Hyaluronsäureanteils in der Grundsubstanz kommt und damit einem Entzündungsgeschehen Vorschub geleistet wird. Die immunmodulatorische Eigenschaft von Nosoden auf die Grundsubstanz beruht in der allgemeinen Regulation ihrer Bewegung, Gestalt, Substrathaftung, Zellteilungsfähigkeit und funktionellen Aktivität aller Zellen auch in Bezug auf die Korrektur hin zur physiologischen Leukozytolyse.

Präparate dieser Art finden Anwendung

- bei leichteren bakteriellen Infektionskrankheiten (z. B. Infekte des Rachenraums oder Urogenitaltrakts),
- zur unterstützenden Therapie von schweren Infekten bakterieller oder viraler Art,
- zur Behandlung von chronischen Entzündungen oder Autoimmunerkrankungen (z. B. Rheuma),
- zur adjuvaten Tumorbehandlung vor allem bei Patienten, die infolge einer zytostatischen Chemotherapie unter Immunsuppression stehen.

3.2 Haptentherapie (Sanum-Therapie)

Die Sanum-Therapeutika (Sanukehl-Präparate) ermöglichen eine spezifische Sanierung des Terrains von Mikroorganismen bzw. deren Stoffwechselendprodukten. Sie können aber auch bei bzw. nach Infektionen durch bzw. mit ähnlichen Erregern eingesetzt werden.

Bei Bakterien und Pilzen besteht deren Grundstruktur aus Polysacchariden (Haptene) mit gebundenen Proteinen und Lipiden (Carrier). Sie stellen starke Antigene dar, die in bestimmten Konzentrationen therapeutisch auch als „Biological Immun Modifiers“ und in Form von Vakzinen oder auch als Adjuvanzien (s. Nosoden- [Kap. 3.1], Spenglersan- [Kap. 3.4] oder Sanum-Therapie [Kap. 3.2]) zur Beschleunigung einer Immunantwort eingesetzt werden können. Werden die gebundenen Proteine und Lipide, sie sind die eigentlichen Träger (Carrier) der Antigenität von Mikroben, von den erregertypischen Polysacchariden (Haptene) getrennt, so können die Haptene therapeutisch zur Bindung von Carriern (s. Sanum-Therapie, Kap. 3.2) eingesetzt werden. Da das Immunsystem darauf ausgerichtet ist, sich mit dem kompletten Antigen (Hapten plus Carrier) auseinanderzusetzen, hat es oft Schwierigkeiten, freie Carrier zu erkennen und zu eliminieren. Die alimentären Erregertoxikosen entziehen sich sehr häufig den

Möglichkeiten der Labormedizin. Die dadurch bedingten Krankheiten werden oft als primär chronisch bezeichnet oder als funktionell oder psychogen verkannt [11].

Gegen freie Carrier kommt die Immunabwehr zumeist nur langsam und stark abgeschwächt in Gang. Sie haben daher Zeit, sich im Körper an schwach durchbluteten Stellen (Faszien, Sehnen [beachte: sekundäre Fibromyalgie], Bindegewebe [Pischinger-Raum] oder Glia) oder in solchen Geweben, zu denen sie eine besondere Affinität haben, festzusetzen. Da Antikörper nur schwach entwickelt werden, können sich daraus die verschiedensten chronischen Leiden, auch Autoaggressionskrankheiten, entwickeln (z. B. Prionen [Proteinpartikel] bei „Rinderwahnsinn bzw. Creutzfeld-Jakob-Krankheit). Durch eine Therapie mit Nosoden (z. B. metabiarex) und/oder unter Zusatz von Haptenen (Sanum-Therapie, Kap. 3.3) kann hier das Immunsystem sehr erfolgreich aktiviert werden und die Antigene werden zusätzlich über die Entgiftungswirkung aus dem Bindegewebe mobilisiert.

Die Nosoden können hierbei oral zugeführt werden, die Haptene jedoch nur kutan oder parenteral. Es handelt sich um eine gezielte Reiztherapie.

Wichtig ist, dass bei dem Einsatz von Nosoden zusätzlich Drainagemittel für Niere, Leber und Lymphe verordnet werden. Nur so können die gelösten bzw. neutralisierten Toxine optimal aus dem Körper ausgeschieden werden.

3.2.1 Haptene

Der Begriff Hapten wurde 1923 von *Karl Landsteiner* (1868–1943) in die Immunologie eingeführt, wobei es sich um eine Verbindung handelt, die an dem Träger der antigenen Eigenschaften, dem Carrier, haftet. Das Molekulargewicht eines Haptens soll kleiner als 4000 Dalton sein. Es hat 2 Bindungsvalenzen, wobei es mit mindestens einem in der Regel an einen Carrier angebunden ist. Ist eine solche Verbindung vorhanden, spricht man von einem konjugiertem Antigen (Vollantigen). Liegt ein solches dann im Körper vor, reagiert die andere freie Valenz mit den Rezeptoren der Oberfläche der B-Zellen. Daraus geht hervor, dass ein isoliertes Hapten allein keine antigenen Eigenschaften besitzt, z. B. auch nicht die Sanum-Therapeutika. Sehr verschiedene Substanzen können die Funktion eines Haptens erfüllen: z. B. Lipide, Nukleinsäuren, Lipoproteide und Polysaccharide.

Fehlen die Haptene, so werden zwar die freien Carrier von den T-Z(C)ell-Rezeptoren (TCR) gebunden, was eine Entzündungsreaktion induziert, aber eine Bindung an B-Zellen mit anschließender Antikörperbildung bleibt aus. Wenn diese TCR-Carrier-Komplexe nicht enzymatisch abgebaut werden können, kann eine solche Entzündung bleiben, progredient und primär chronisch werden.

3.2.2 Polysaccharide zur Haptentherapie

Bei den Haptenen, die in den Erregern selbst vorkommen, handelt es sich um Polysaccharide, die für die jeweiligen Erreger weitgehend spezifisch sind. Es kommt auch im Organismus vor, dass bestimmte Antigene erst nach der Gabe bestimmter Haptene vom Immunsystem absorbiert und ausgeschieden werden können bzw. dass dieser Vorgang beschleunigt werden kann. Die Sanukehl-Präparate, die als Wirkstoffe Polysaccharide aus der Zellwand von Mikroorganismen enthalten, besitzen eine unspezifische und spezifische Wirkung auf das Immunsystem.

Diese Polysaccharide wirken als Haptene, d. h., sie sind aufgrund ihrer geringen Molekülgröße selbst nicht immunologisch aktiv, sondern sie benötigen für ihre Wirkung auf das Immunsystem eine Bindung an ein größeres Molekül, einen sogenannten „Carrier", wie z. B. ein Protein.

Als Ausgangsprodukte für die verschiedenen Sanukehle dienen die abgetöteten Formen der entsprechenden Bakterien- bzw. Pilzarten. In einem aufwendigen Extraktionsverfahren werden die zur Haptentherapie benötigten Polysaccharide aus der Zellwand der Organismen herausgelöst. Aufgrund des bei jeder Bakterien- bzw. Pilzart unterschiedlichen Feinbaus dieser Polysaccharide resultiert eine goße Zahl von Antigenvariationen. Durch das Extraktionsverfahren werden die Polysaccharide von den unerwünschten Proteinen abgetrennt. Polysaccharide sind für den Wirtsorganismus ungiftig.

Für die Haptentherapie mit den Sanukehlen wird der gewonnene Polysaccharidextrakt nach homöopathischer Verfahrenstechnik potenziert. Diese Haptenpräparationen aus den typischen Nosodenkeimen werden auch als „Antigenadsorber" nach *Cornelius* bezeichnet. Ihr Wirkprinzip basiert auf der Bindung der Erregerantigene bzw. -toxine. Auch Bakterientoxine, die während früherer Infektionen freigesetzt wurden, aber wegen fehlender immunogener Eigenschaften nicht aus dem Körper eliminiert werden konnten, können von Haptenen gebunden werden und stellen dann ein Antigen dar. Dieses Antigen vermag das Immunsystem über eine Aktivierung der T-Lymphozyten zu stimulieren, was eine Eliminierung der Bakterientoxine unterstützt.

Praxis

Üblicherweise werden Erregertoxine auch mit Nosoden im Rahmen einer Entgiftungstherapie aus dem Pischinger-Raum mobilisiert. Persistierende Antigene (Immunkomplexe) können jedoch eine Nosodentherapie erheblich behindern. Hier wäre es nun sinnvoll, das zur jeweiligen Nosode passende Sanukehl-Präparat als Zwischenmittel oder evtl. auch vor einer Nosodenbehandlung einzusetzen, um in der Folge eine volle Nosodenwirksamkeit zu erzielen. Somit zeigen sich Haptene in der Ergänzung zur Nosodentherapie häufig unentbehrlich!

Sanukehl-Präparate

Funktionen:

- unspezifisch: Modulation des Immunsystems
- spezifisch: Bindung von Erregertoxinen → Antigenbildung → spezifische und unspezifische Beeinflussung des Immunsystems

Eingesetzt werden:

- Sanukehl Acne D 6: Hapten aus Propionibacterium
- Sanukehl Brucel D 6: Hapten aus *Brucella melitensis*
- Sanukehl Cand D 6: Hapten aus Candida albicans der Serotypen A und B
- Sanukehl Coli D 6: Hapten aus *Escherichia coli*
- Sanukehl Klebs D 6: Hapten aus *Klebsiella pneumoniae*
- Sanukehl Myc D 6: Hapten aus *Mycobacterium bovis* (BCG)
- Sanukehl Prot D 6: Hapten aus *Proteus vulgaris*
- Sanukehl Pseu D 6: Hapten aus *Pseudomonas aeruginosa*
- Sanukehl Salm D 6: Hapten aus *Salmonella enteriditis*
- Sanukehl Staph D 6: Hapten aus *Staphylococcus aureus*
- Sanukehl Strep D 6: Hapten aus *Streptococcus pyogenes*
- Sanukehl Trich D 6: Hapten aus *Trichophyton verrucosum*

3.2.3 Anwendung

Tropfen zum Einnehmen

- Bei akuten Zuständen 5–10 Tropfen alle 12–24 Stunden.
- Bei chronischen Verlaufsformen 10 Tropfen jeden 2. Tag.

Tropfen zum Einreiben Alle 1–2 Tage 5–10 Tropfen am Ort der Erkrankung oder in die Ellenbeuge einreiben. Nach 8 Wochen Therapiedauer sollte eine mehrmonatige Therapiepause eingelegt werden.

Injektionen 1–3 × wöchentlich 1 ml s. c. injizieren.

3.3 Enderlein-Therapie (isopathische Sanum-Präparate aus der Pilzphase)

Aus der Erkenntnis der Wandelbarkeit der Formen (Pleomorphismus) und der Tatsache der biologisch lebensnotwendigen Symbiose zwischen dem Säugetierorganismus und dem Endobionten entwickelte *Enderlein* die isopathische Therapie mit ihren spezifischen biologischen Heilmitteln.

In seiner „Bakterien-Cyclogenie“ beschreibt *Enderlein* die Entwicklung der beiden Schimmelpilzarten *Aspergillus niger van Tieghem* und *Mucor racemosus Fresen*, angefangen von der Primitivphase als kleinstem, kolloidalen Eiweißkörperchen über die Bakterienphase bis hin zum Pilzstadium. Beide Pilzarten, wahrscheinlich diaplazentar erworben, können als Endobionten in sämtlichen Entwicklungsstadien im Säugetierkörper vorkommen. Sie sind als Ursache zahlreicher Leiden anzusehen. Das Vorhandensein des Endobionten im Säugetierorganismus wird von *Enderlein* als Endobiose bezeichnet, wobei es sich um die apathogenen (niedervalenten) Phasen des *Mucor racemosus Fresen* handelt (Protite, Symprotite, Chondrite, Fibrin).

Das Fibrin ist die höchste Entwicklungsform des Chondriten, bevor der Endobiont von der Primitivphase in die Bakterienphase übergeht. Im Wirtsorganismus unterstützt der Symbiont in seinen niederen Valenzen den Stoffwechsel und stärkt die Abwehr. Je höher der Endobiont in seiner Entwicklungsreihe steigt, desto mehr nimmt er an Schädlichkeit zu. Die Aufwärtsentwicklung des Endobionten über die Chondritform und höher ist die Ursache für die endobiontischen Krankheiten bis eventuell hin zum Tod des Wirtsorganismus. Im Verlauf dieses Prozesses ist der Endobiont wahrscheinlich auch an der Tumorentstehung beteiligt.

i Sanum-Präparate

Funktionen:

Die isopathische Therapie normalisiert das Symbiosegleichgewicht zwischen dem Endobionten und seinem Wirtsorganismus auf der Basis entsprechend artgleicher Organismen. Durch die Gabe sog. Antichondritine (Mucokehl-Ausleitung und Nigersan-Ausleitung), Antikörper gegen die Pilzchondritine, sollen der Abbau und die Ausleitung der Abbauprodukte über die Ausleitungsorgane beschleunigt werden.

Eingesetzt werden:

Chondritine verschiedener Schimmelpilze und Hefen stehen zur Therapie zur Verfügung:

- Albicansan: *Candida albicans*
- Exmykehl: *Candida albicans, Candida parapsilosis, Penicillium roquefortii*
- Fortakehl: *Penicillium roquefortii*
- Mucedokehl: *Mucor mucedo*
- Mucokehl: *Mucor racemosus*
- Nigersan: *Aspergillus niger*
- Notakehl: *Penicillium chrysogenum*
- Pefrakehl: *Fomitopsis pinicola*
- Quentakehl: *Penicillium glabrum*
- Sankombi: *Mucor racemosus, Aspergillus niger*

3.3.1 Anwendung

Tropfen zum Einnehmen Erwachsene und Jugendliche ab 12 Jahren nehmen 1–2 × täglich je 5 Tropfen ein.

Tropfen zum Einreiben Erwachsene und Jugendliche ab 12 Jahren reiben 1 × täglich 5–10 Tropfen in die Ellenbeuge ein.

Tabletten zum Einnehmen Erwachsene und Jugendliche ab 12 Jahren nehmen 1–3 × täglich 1 Tablette ein.

Injektionen Erwachsene und Jugendliche ab 12 Jahren 2 × wöchentlich 1 Ampulle zu 1 ml s. c.

3.4 Spenglersan-Therapie

Die Spenglersan-Kolloide sind Arzneimittel, die aufgrund ihrer Eigenschaften sowohl zur Therapie als auch zur Testung (Diagnose) geeignet sind.

Carl Spengler wurde 1860 in Davos als Sohn von *Dr. Alexander Spengler* geboren und starb auch dort 1937. Nach seiner Approbation zum Dr. med. arbeitete er in der Praxis seines Vaters in Davos. In dieser Zeit veröffentlichte er mehrere Abhandlungen über die Tuberkulose. Robert Koch wurde deshalb auf ihn aufmerksam und holte ihn als Mitarbeiter nach Berlin an sein Institut. Dort arbeitete Spengler u.a. mit den Nobelpreisträgern von Behring und Kitasato zusammen.

Während seiner Arbeit mit Robert Koch an dessen Tuberkulin entdeckte Spengler die Bedeutung der Mischinfekte. 1895 übergab Robert Koch sein Original-Tuberkulin Carl Spengler zu umfangreichen bakteriologischen Forschungen. Diese führte Spengler in Davos neben seiner praktischen ärztlichen Tätigkeit weiter.

Spengler stellte in Zusammenarbeit mit Joseph Hollos fest, dass eine große Anzahl von Krankheiten, wie Asthma, Hauterkrankungen, rheumatische Erkrankungen, wohl auf einer tuberkulotoxischen Infektion bzw. im tiefsten Grunde auf Konstitutionsschwächen beruhen, die durch „Erbgifte“, besonders tuberkulotoxischer Natur, verursacht werden. Ebenso beschrieb er, dass viele derartige Krankheitsformen auch durch über mehrere Generationen vererbte luetische und andere Toxine entstehen können. Spengler fasste diese Toxine als „Erbvirus“ zusammen.

Dazu isolierte Spengler bei chronischen Krankheiten, wie Tuberkulose, Rheuma, Krebs usw., aus Erythrozyten grampositive und gramnegative Granula, die er als Blutparasiten bezeichnete. Die grampositiven, malignen Granula stören nach Spengler fermentativ die Sauerstoffbindung an das Hämoglobin und gefährden darüber hinaus die Bildung von Abwehrstoffen. Nach seiner Überzeugung waren die von Garula befallenen Erythrozyten die Träger der Erb- und Eigengifte. Diese spezifischen Erballergosen werden vom Mutterblut auf das Kind übertragen und können die Nachkommen über mehrere Generationen belasten.

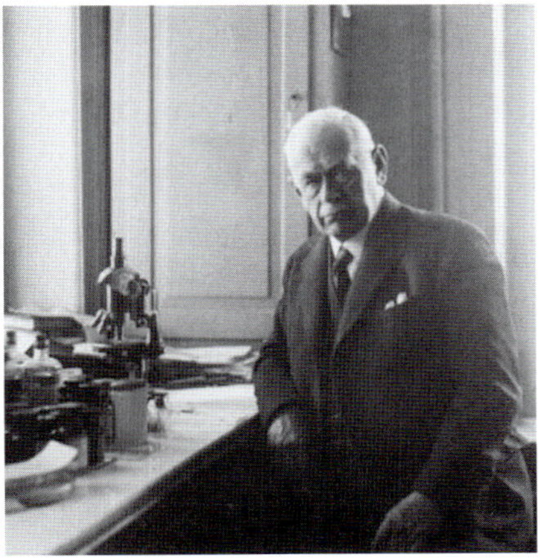

▸ **Abb. 3.2** Carl Spengler (Spenglersan GmbH, Bühl).

Nach Züchtung der Granula auf Spezialnährböden stellte Spengler ein Vakzinoid her, das – homöopathisch potenziert – als Therapeutikum gegen chronsiche Infekte und zur aktiven Immunisierung eingesetzt werden konnte.

Spengler suchte dabei nach neuen therapeutischen Wegen zur Behandlung der Tuberkulose. Die von ihm hergestellten IK-Präparate (IK = Immunkörper) bildeten die Grundlage seiner therapeutischen Erfolge. Spengler konnte feststellen, dass die IK-Präparate in konzentrierter Form schwach, in hoch verdünnter jedoch stark wirksam waren. Anfangs wurden diese IK-Präparate subkutan, später perkutan zur Anwendung gebracht.

Das Hauptverdienst Spenglers besteht zweifellos darin, dass er als einer der ersten Forscher die Bedeutung der Mischinfekte, die die Behandlung der Tuberkulose erschwerten, richtig erkannte sowie deren Bedeutung für den Gesamtorganismus als **„maskierte Tuberkulose“**. Damit sagte Spengler aus, dass viele Erkrankungen zur heutigen Zeit in Form einer maskierten Tuberkulose auftreten können, d. h., dass die Tuberkulose nicht in Form ihrer eigenen Symptomatik in Erscheinung tritt, sondern sich in Form einer anderen Erkrankung, eben „maskiert“, z. B. in Form einer Psoriasis, darstellt.

Die vorliegende Erkrankung wird hier aber ursächlich durch einen Mischinfekt, hauptsächlich in Form und Art, z. B. einer nicht vollständig ausgeheilten oder medikamentös unterdrückten Tuberkulose, verursacht. Auch durch Tuberkuloseimpfungen können sich dann nach Kontakt des Organismus mit Tuberkuloserregern in der Folge maskierte Erkrankungen, z. B. in Form von rheumatischen Erkrankungen, ausbilden (Belastung des Pischinger-Raumes durch Tuberkulotoxikosen).

Von dieser Erkenntnis ausgehend, kam Spengler bei der Weiterentwicklung seiner Kolloidtherapie auf den Gedanken, die aktive Immunisierung (durch die Gabe von potenzierten Antigenen) gleichzeitig mit einer passiven (durch die Gabe von potenzierten Antitoxinen) durchzuführen, die auch dort noch wirken, wo die aktive Immunisierung infolge der geschwächten Abwehrkräfte des Organismus versagen musste.

Dieses zur Tuberkulosebehandlung eingesetzte Kolloid wurde später „Spenglersan Kolloid T“ genannt.

Aufgrund der guten Erfahrungen mit dem „Kolloid T“ entwickelte Spengler nach und nach eine Reihe von weiteren Mischkolloiden (mittlerweile 10 verschiedene Kolloide), die einen großen Kreis von Infektionskrankheiten umfassen. In allen allopathischen Fällen wurden bisher vorwiegend die Symptome bekämpft, diese vorübergehend zum Verschwinden gebracht, die eigentliche maskierte Ursache blieb jedoch in den meisten Fällen unbeeinflusst, so Spengler.

Kurz vor seinem Tod 1937 übertrug Carl Spengler an Paul A. Meckel, seinen Mitarbeiter und späteren Gründer der Fa. Meckel, die alleinigen Herstellungs- und Vertriebsrechte aller seiner Rezepturen und Arzneimittel sowie den gesamten wissenschaftlichen Nachlass.

3.4.1 Spenglersan-Kolloide

Die Spenglersan-Kolloide sind mikrobiologische Immunmodulatoren. Sie bestehen aus Antigenen (aktive Immunisierung) und Antitoxinen (passive Immunisierung) verschiedener Bakterienstämme (Mischinfekte) und sind auf D 9 potenziert.

Indikationen

Das Indikationsspektrum der Spenglersan-Kolloide ist außerordentlich breit. Bedingt durch die Tatsache, dass viele Erkrankungen auf Mischinfektionen, Störungen des Immunsystems, Allergien oder auf Autoimmunerkrankungen beruhen, ergibt sich hier ein großes therapeutisches Spektrum.

Die Spenglersan-Kolloid-Immuntherapie erschließt das Gebiet der Krankheiten mit sogenannten „unbekannten Ursachen". Oft verbergen sich dahinter Tuberkulotoxikosen oder über mehrere Generationen hinweg luetisch-toxische Erbschwächen (Miasmenlehre nach Hahnemann bzw. Erbnosoden).

Die Anwendung der Spenglersan-Kolloide hat sich als Stimulans aller zellulären Entgiftungsvorgänge hervorragend bewährt. Durch die angeregten mikrobiologischen Abläufe wird ein Blutreinigungsprozess eingeleitet und der Transport aller Gewebeflüssigkeiten, auch der Lymphe, unterstützt. Die mikrozelluläre Stimulation kann zusätzlich die lokal angesammelten und festgesetzten „Stoffwechselschlacken" und toxischen Schadstoffe aus dem Gewebe lösen.

Beispiel: Spenglersan Kolloid T (oder Polysan T bei Sanum)

Zusammensetzung 1 ml enthält Antigene D 9 Dil. und Antitoxine D 9 Dil. aus *Mycobacterium tuberculosis* Typus humanus, Typus brevis, Typus bovinus, *Diplococcus pneumoniae, Streptococcus mucosus.*

Anwendungsgebiete Spenglersan Kolloid T ist angezeigt bei allen chronischen Erkrankungen, Skrofulose und Tuberkulose sowie deren latente und larvierte Ausdrucksformen wie Asthma, Ekzeme, Rheuma und Migräne.

Beispiel: Spenglersan Kolloid E (oder Polysan E bei Sanum)

Zusammensetzung 1 ml enthält Antigene D 9 Dil. und Antitoxine D 9 Dil. aus *Treponema pallidum.*

Anwendungsgebiete Erbtoxikosen luetischer Art, syphilitisches Miasma, Blutumstimmung.

3.4.2 Zusammensetzung der Spenglersan-Kolloide zur Therapie

Spenglersan Kolloid A

Zusammensetzung 10 g Mischung enthalten folgende arzneilich wirksame Bestandteile:

- Antigene aus *Mycobacterium bovis*
  - Spengler ad usum externum Dil. D 9, HAB Vorschrift 58a 5 g
- Antitoxine aus *Mycobacterium bovis*
  - Spengler ad usum externum Dil. D 9, HAB Vorschrift 58b 5 g

gemeinsam potenziert über 8 Stufen.

Spenglersan Kolloid E

Zusammensetzung 10 g Mischung enthalten folgende arzneilich wirksame Bestandteile:

- Antigene aus *Treponema pallidum*
  - Spengler ad usum externum Dil. D 9, HAB Vorschrift 58a 5 g
- Antitoxine aus *Treponema pallidum*
  - Spengler ad usum externum Dil. D 9, HAB Vorschrift 58b 5 g

gemeinsam potenziert über 8 Stufen.

Spenglersan Kolloid G

Zusammensetzung 10 g Mischung enthalten folgende arzneilich wirksame Bestandteile:

- Antigene aus Influenza-A-Virus, *Haemophilus influenzae* und *Klebsiella pneumoniae*
  - Spengler ad usum externum Dil. D 9, HAB Vorschrift 58a aa 1,67 g
- Antitoxine aus Influenza-A-Virus, *Haemophilus influenzae* und *Klebsiella pneumoniae*
  - Spengler ad usum externum Dil. D 9, HAB Vorschrift 58b aa 1,67 g

gemeinsam potenziert über 8 Stufen.

Spenglersan Kolloid K

Zusammensetzung 10 g Mischung enthalten folgende arzneilich wirksame Bestandteile:

- Antigene aus *Staphylococcus aureus subsp. aureus*
  - Spengler ad usum externum Dil. D 9, HAB Vorschrift 58a 1,67 g
- Antigene aus *Streptococcus pneumoniae subsp. pneumoniae*
  - Spengler ad usum externum Dil. D 9, HAB Vorschrift 58a 3,33 g
- Antitoxine aus *Staphylococcus aureus subsp. aureus*
  - Spengler ad usum externum Dil. D 9, HAB Vorschrift 58b 1,67 g
- Antitoxine aus *Streptococcus pneumoniae subsp. pneumoniae*
  - Spengler ad usum externum Dil. D 9, HAB Vorschrift 58b 3,33 g

gemeinsam potenziert über 8 Stufen.

Spenglersan Kolloid M

Zusammensetzung 10 g Mischung enthalten folgende arzneilich wirksame Bestandteile:

- Antigene aus *Plasmodium falciparum*
  - Spengler ad usum externum Dil. D 9, HAB Vorschrift 58a 5 g
- Antitoxine aus *Plasmodium falciparum*
  - Spengler ad usum externum Dil. D 9, HAB Vorschrift 58b 5 g

gemeinsam potenziert über 8 Stufen.

Spenglersan Kolloid Om

Zusammensetzung 10 g Mischung enthalten folgende arzneilich wirksame Bestandteile:

- Antigene aus *Lactococcus lactis subsp. lactis*
  - Spengler ad usum externum Dil. D 9, HAB Vorschrift 58a 1,11 g
- Antigene aus *Streptococcus pyogenes*
  - Spengler ad usum externum Dil. D 9, HAB Vorschrift 58a 2,22 g
- Antigene aus *Streptococcus oralis und -pneumoniae subsp. pneumoniae*
  - Spengler ad usum externum Dil. D 9, HAB Vorschrift 58a aa 1,11 g
- Antigene aus *Staphylococcus saprophyticus subsp. saprophyticus, -aureus subsp. aureus*
  - Spengler ad usum externum Dil. D 9, HAB Vorschrift 58a aa 1,11 g
- Antigene aus *Neisseria sicca*
  - Spengler ad usum externum Dil. D 9, HAB Vorschrift 58a 1,11 g
- Antigene aus *Mycobacterium bovis*
  - Spengler ad usum externum Dil. D 9, HAB Vorschrift 58a 1,11 g

gemeinsam potenziert über 8 Stufen.

Spenglersan Kolloid R

Zusammensetzung 10 g Mischung enthalten folgende arzneilich wirksame Bestandteile:

- Antigene aus *Mycobacterium bovis*
  - Spengler ad usum externum Dil. D 9, HAB Vorschrift 58a 3,33 g
- Antigene aus *Streptococcus pyogenes*
  - Spengler ad usum externum Dil. D 9, HAB Vorschrift 58a 1,67 g
- Antitoxine aus *Mycobacterium bovis*
  - Spengler ad usum externum Dil. D 9, HAB Vorschrift 58b 3.33 g
- Antitoxine aus *Streptococcus pyogenes*
  - Spengler ad usum externum Dil. D 9, HAB Vorschrift 58b 1,67 g

gemeinsam potenziert über 8 Stufen.

Spenglersan Kolloid T

Zusammensetzung 10 g Mischung enthalten folgende arzneilich wirksame Bestandteile:

- Antigene aus *Mycobacterium tuberculosis*
  - Spengler ad usum externum Dil. D 9, HAB Vorschrift 58a 1,0 g
- Antigene aus *Mycobacterium bovis*
  - Spengler ad usum externum Dil. D 9, HAB Vorschrift 58a 2,0 g
- Antigene aus *Streptococcus pneumoniae subsp. pneumoniae*
  - Spengler ad usum externum Dil. D 9, HAB Vorschrift 58a 1,0 g
- Antigene aus *Neisseria mucosa*
  - Spengler ad usum externum Dil. D 9, HAB Vorschrift 58a 1,0 g

- Antitoxine aus *Mycobacterium tuberculosis*
  - Spengler ad usum externum Dil. D 9, HAB Vorschrift 58b 1,0 g
- Antitoxine aus *Mycobacterium bovis*
  - Spengler ad usum externum Dil. D 9, HAB Vorschrift 58b 2,0 g
- Antitoxine aus *Streptococcus pneumoniae subsp. pneumoniae*
  - Spengler ad usum externum Dil. D 9, HAB Vorschrift 58b 1,0 g
- Antitoxine aus *Neisseria mucosa*
  - Spengler ad usum externum Dil. D 9, HAB Vorschrift 58b 1,0 g

gemeinsam potenziert über 8 Stufen

3.4.3 Spenglersan-Kolloide zur Diagnostik (zur Herd- und Störfeldsuche)

Spenglersan Kolloid D

Zusammensetzung 10 g Mischung enthalten folgende arzneilich wirksame Bestandteile:

- Antigene aus *Lactococcus lactis subsp. lactis*
  - Spengler ad usum externum Dil. D 9, HAB Vorschrift 58a 1,11 g
- Antigene aus *Streptococcus pyogenes*
  - Spengler ad usum externum Dil. D 9, HAB Vorschrift 58a 2,22 g
- Antigene aus *Streptococcus oralis und -pneumoniae subsp. pneumoniae*
  - Spengler ad usum externum Dil. D 9, HAB Vorschrift 58a aa 1,11 g
- Antigene aus *Staphylococcus saprophyticus subsp. saprophyticus, -aureus subsp. aureus*
  - Spengler ad usum externum Dil. D 9, HAB Vorschrift 58a aa 1,11 g
- Antigene aus *Neisseria sicca*
  - Spengler ad usum externum Dil. D 9, HAB Vorschrift 58a 1,11 g
- Antigene aus *Mycobacterium bovis*
  - Spengler ad usum externum Dil. D 9, HAB Vorschrift 58a 1,11 g

gemeinsam potenziert über 8 Stufen.

Spenglersan Kolloid Dx

Zusammensetzung 10 g Mischung enthalten folgende arzneilich wirksame Bestandteile:

- Antigene aus *Staphylococcus aureus subsp. aureus*
  - Spengler ad usum externum Dil. D 9, HAB Vorschrift 58a 1,67 g
- Antigene aus *Streptococcus pneumoniae subsp. pneumoniae*
  - Spengler ad usum externum Dil. D 9, HAB Vorschrift 58a 3,33 g
- Antitoxine aus *Staphylococcus aureus subsp. aureus*
  - Spengler ad usum externum Dil. D 9, HAB Vorschrift 58b 1,67 g
- Antitoxine aus *Streptococcus pneumoniae subsp. pneumoniae*
  - Spengler ad usum externum Dil. D 9, HAB Vorschrift 58b 3,33 g

gemeinsam potenziert über 8 Stufen.

3.4.4 Indikationen der Spenglersan-Kolloide

Diagnostik [22]: Spenglersan-Test mit D und Dx zur Feststellung streuender Herde.

Bekämpfung von Infektionen aller Art [22]:
- Erb- und Eigengifte, besonders luetischer Art: Spenglersan-Kolloid E
- Beseitigung der „Blutparasiten“ (Feststellung über Dunkelfeldmikroskopie) [22] mit den „Sterilisatoren“ K und Om.
- Anginen, Grippe, Eiterungen, Mischinfektionen: Spenglersan-Kolloid G
- Tuberkulose: Spenglersan-Kolloid R und T
- gegen „Malaria“: Spenglersan-Kolloid M

3.4.5 Anwendung der Spenglersan-Kolloide

Die Spenglersan-Kolloide kommen perkutan zur Anwendung, d. h., sie werden an einer möglichst zarten Hautstelle mit dem Daumenballen vom Patienten selbst kräftig eingerieben bzw. besprüht. Das können die Ellenbeugen, die Innenseiten der Oberschenkel oder die Bauchhaut sein. Bei Säuglingen werden die Tropfen mit dem Unterärmchen des Kindes in die Bauchhaut eingerieben. Es wird auf eine orale Verabreichung verzichtet, um stärkere Erstverschlimmerungen und massivere allergische Reaktionen zu umgehen.

Werden mehrere Spenglersan-Kolloide gleichzeitig verordnet, sollten diese nicht miteinander vermischt werden. Sollen an einem Tag mehrere Spenglersan-Kolloide eingerieben werden, sollte dies in einem Abstand von 2 Stunden erfolgen. Oft ist es jedoch vorteilhafter, die verordneten Spenglersan-Kolloide im täglichen Wechsel einzureiben. Intoxikationen bei der Anwendung sind bisher nicht bekannt geworden. Auch bei Überdosierungen oder versehentlicher Einnahme ist nicht mit toxikologisch relevanten Erscheinungen zu rechnen.

Praxis

Allgemein gilt für die Anwendung: Bei akuten Zuständen höhere Dosis und kürzere Abstände, bei chronischen Zuständen niedrigere Dosis und größere Abstände.

4 Therapiekonzepte bei verschiedenen Arten von Erregertoxikosen

4.1 Erregertoxikose als Folge einer Epstein-Barr-Virus-Infektion

4.1.1 Allgemein

Das Epstein-Barr-Virus (EBV) gehört zur Gruppe der Herpesviren. Ein herausragendes Merkmal der Herpesviren ist deren Fähigkeit, nach der Primärinfektion im Wirtsorganismus in latenter Form lebenslang zu persistieren und nach Sekundärreaktivierung rekurrierende Infektionen hervorzurufen.

Im Gegensatz zu den neurotropen Herpesviren überlebt EBV in den B-Lymphozyten des Wirts (neurotrope versus lymphomonozytäre Viren). Die Latenz ist hier allerdings nicht im Sinne einer „stillen Integration" im Wirt zu verstehen, sondern Ausdruck eines Gleichgewichts zwischen Virusreplikation in den Lymphozyten und der T-Zell-gesteuerten zytotoxischen Abwehrleistung.

Im Rahmen einer passageren oder dauerhaften Immundefizienz kann es zu einer verstärkten Replikation und zu einem Anstieg der Viruslast kommen. Mit dem EBV infizieren sich die meisten Menschen bereits im Kindesalter. In der Regel treten zunächst keine Symptome auf. Später erkranken 30–60 % der Jugendlichen oder erwachsenen Infizierten am Pfeiffer'schen Drüsenfieber. Ab dem 40. Lebensjahr sind circa 98 % der Menschen mit EBV und seinen Ektotoxinen infiziert.

Unabhängig davon, ob die Virusinfektion asymptomatisch verlief oder Beschwerden verursachte, können das Virus und seine Toxine ein Leben lang im Körper verbleiben und wie alle Herpesviren reaktiviert werden. Für gewöhnlich bemerkt der Betroffene die Reaktivierung nicht, weil sein Immunsystem die Viren schnell eindämmt. Bei Immunsupprimierten kann sich das Virus jedoch unkontrolliert vermehren und die toxische Belastung sehr hoch werden. Dieser Prozess kann sogar zur Entstehung verschiedener, seltener Krebserkrankungen beitragen.

So besteht schon lange der Verdacht, dass Epstein-Barr-Viren und deren Toxine eine wichtige Rolle bei der Entstehung von Morbus Hodgkin und des Burkitt-Lymphoms sowie von Autoimmunerkrankungen wie multiple Sklerose, Lupus erythematodes und rheumatoide Arthritis spielen. Auch das chronische Erschöpfungssyndrom wird mit dem Virus und seinen Toxinen in Verbindung gebracht.

4.1.2 Diagnostik

Die infektiöse Mononukleose kann klinisch leicht mit einer Zytomegalie, Toxoplasmose oder Hepatitis verwechselt werden. Da ein Direktnachweis des Virus außerordentlich schwierig ist, dienen serologische Parameter routinemäßig zur Diagnosestellung.

Die EBV-Infektion sowie deren immunologische Beantwortung finden in unterschiedlichen Phasen statt und das Immunsystem reagiert auf verschiedene EBV-Antigene mit einer differenzierten Antikörperproduktion. Daher lassen sich Immunglobuline gegen drei verschiedene EBV-Antigene detektieren. Die parallele Bestimmung der unterschiedlichen Antikörper sowie die Beurteilung ihrer Bindungsfähigkeit ermöglichen nicht nur eine Differenzierung zwischen einer akuten bzw. abgelaufenen EBV-Infektion, sondern lassen auch Aussagen über eine Reaktivierung zu.

Mithilfe eines neuartigen Immunfunktionstests (T-cellspot; Enzyme-linked Immunospot Assay) GanzImmun [15] kann die Freisetzung von Zellbotenstoffen (Zytokine) durch T-Zellen nach Kontakt mit EBV-Antigen erfasst werden, wodurch die Diagnostik in der Frühphase der Infektion deutlich verbessert wird. Die Immunantwort auf eine EBV-Infektion findet in 3 Phasen statt:

1. Das Immunsystem reagiert auf eine EBV-Infektion zunächst mit der Bildung von Antikörpern der Klasse IgM und danach der Klasse IgG gegen Bestandteile des Eiweißmantels des Virus, das EBV-Capsid-Antigen (EBV-CA).
2. Die sogenannten Early-Antikörper richten sich gegen in der infizierten Zelle gebildete Proteine, die vor der DNA-Replikation des Virus und zu Beginn der Infektion entstehen. Early-Antigene sind weniger immunogen als Capsid-Antigene, sodass die dagegen induzierten Antikörper die Primärinfektion später anzeigen. Reaktivierungen werden dagegen regelmäßig früh angezeigt.
3. Im weiteren Verlauf der Erkrankung werden Antikörper auch gegen andere Strukturen des Erregers gebildet. Zwar werden EBV-Nuclear Antigene (oder abgekürzt EBNA-1 bis -6) früher synthetisiert als z. B. EBV-Capsid-Antigene oder -Early-Antigene, doch werden sie dem Immunsystem erst nach Zerstörung der virusinfizierten B-Zellen präsentiert. Aus diesem Grund sind die EBV-CA- und EBV-EA- im zeitlichen Verlauf vor den EBNA-Antikörpern detektierbar.

i Avidität

Die Bestimmung der Avidität gehört heute zum unverzichtbaren Bestandteil des diagnostischen Repertoires der modernen Infektionsserologie. Durch die Untersuchung der Avidität kann festgestellt werden, ob eine positive Reaktion im IgG von einer aktuellen Infektion herrührt oder ob eine sogenannte Serumnarbe durch eine abgelaufene Infektion vorliegt. Die Avidität eines Antikörpers beschreibt die Stärke einer multivalenten Bindung zwischen Antigen und Antikörper.

Zu unterscheiden ist die Avidität von der Affinität eines Antikörpers: Affinität ist die Kraft einer einzelnen Antigen-Antikörper-Bindung und die Avidität ist die Gesamtheit der Affinitäten.

4.1.3 Mögliche Therapie der Folgen einer EBV-Infektion

Entgiftungs- und Ausleitungstherapie

Sie besteht wie im Folgenden ausgeführt aus Bindegewebeentgiftung, paralleler Ausleitung (Drainage), paralleler Entgiftungs- und Ausleitungsinjektion. Dazu kommen die Korrektur des Säure-Basen-Haushalts und ggf. die Akuttherapie bei Chronic Fatigue Syndrome (CFS).

Bindegewebeentgiftung
- metabiarex N Tropfen (metafackler) – Dosierung: 3 × täglich 30 Tropfen **und**
- Epstein-Barr-Nosode D 200 Globuli (Odilien Apotheke, Eschweiler) Dosierung: 1 × wöchentlich 1 Globulus **und**
- Sanukehl Prot D 6 (Sanum) – Dosierung: jeden 2. Tag 10 Tropfen

Parallele Ausleitung (Drainage)
- metaheptachol N Tropfen (metafackler)
- metasolitharis Tropfen (metafackler)
- Lymphaden Tropfen (Hevert) aa 50.0
- M.f.s. dent. tales dos. 3 × täglich 30 Tropfen

Parallele Entgiftungs- und Ausleitungsinjektion
- metabiarex S Ampulle 2 ml (metafackler) **und**
- metasolidago S Ampulle 2 ml (metafackler) **und**
- metahepat Ampulle 2 ml (metafackler) **und**
- Cefalymphat Ampulle 1 ml (Cefak) **und**
- Vitamin-B_{12}-forte Ampulle 2 ml (Hevert) als Mischinjektion Dosierung: 1 × pro Woche i. m.

Parallele Korrektur des Säure-Basen-Haushalts

Parallel zur Entgiftungs- und Ausleitungstherapie wird die Korrektur des Säure-Basen-Haushalts durchgeführt:
- Basosyx Kautabletten (Syxyl) – Dosierung: abends 2 Kautabletten **und**
- RMS-Städtgen Tropfen (Städtgen) – Dosierung: 3 × täglich 20 Tropfen

Dazu kommt die **Ernährung**:
- Säure-Basen-Haushalt ausgleichen **und**
- Ω-3-fettsäurereiche Ernährung bzw.
- Ω-6-fettsäurearme Ernährung.

Eventuell notwendige Akuttherapie bei CFS

Kombination aus:
- Vitasprint B12 Trinkampullen (Much) – Dosierung: 1 × täglich 1 Trinkampulle **und**
- Schüssler-Salze Nr. 3 D 12 – Dosierung: 3 × täglich 2 Tabletten – und Nr. 13 und Nr. 26 in der D 6 (Pflüger) – Dosierung: je 3 × täglich 1 Tablette **und**
- Aufbaunahrung Nestmann (Nestmann) – Dosierung: 1–2 × täglich 1 Messbecher

! Beachte
Die Therapie sollte so lange durchgeführt werden, bis das Krankheitsbild merklich besser oder vollständig verschwunden ist, aber mindestens 6–8 Wochen.

4.2 Erregertoxikose als Folge einer Herpes-zoster-Infektion am Beispiel einer Post-Zoster-Neuralgie

4.2.1 Allgemein

Schätzungen zufolge sind rund 90 % der über 14-jährigen Europäer aufgrund einer Windpockeninfektion Träger des Varizella-Zoster-Virus und so auch belastet mit dessen Toxinen. Immer wieder klagen Patienten trotz erfolgreicher Therapie der Gürtelrose noch über massive Nervenschmerzen, die im Laufe der Zeit sogar stärker werden. Das kann daraus resultieren, dass das Nervenbindegewebe mit Ekto- und Endotoxinen des Zostervirus belastet ist.

4.2.2 Diagnostik

Der Herpes zoster ist vorwiegend eine Diagnose auf der Basis der klinischen Symptome. Spezielle virologische Nachweisverfahren sind nur bei komplizierten Verläufen (Beteiligung des Zentralnervensystems, generalisierter Zoster) oder bei unsicheren klinischen Zeichen notwendig. Führend ist in allen Fällen der direkte Virusnachweis mittels PCR (Polymerase-Kettenreaktion), entweder aus betroffenem Gewebe oder Gewebeflüssigkeit oder aus punktiertem Bläscheninhalt. Da es sich um eine Reaktivierung handelt, sind serologische Methoden zum Nachweis spezifischer Antikörper nur sehr eingeschränkt aussagefähig. Bei Reaktivierungen des VZV kann das Anti-VZV-IgA bei gleichzeitig negativem Anti-VZV-IgM für mehrere Monate nachweisbar sein.

Direkter Virusnachweis Methode der Wahl ist der VZV-Nukleinsäurenachweis mithilfe der Polymerase-Kettenreaktion (besonders wichtig zur sicheren Klärung atypischer Krankheitsbilder, bei denen der Verdacht auf eine VZV-Infektion vorliegt, bei immundefizienten Personen). Weiterhin kommt für die Diagnostik der Antigennachweis durch den direkten Immunfluoreszenztest in Betracht. Der unmittelbare Erregernachweis kann durch Virusisolierung mittels Zellkulturen durchgeführt werden, ist aber aufwendig, langwierig und wenig sensitiv. Als Untersuchungsmaterial sind Bläschenflüssigkeit, Liquor, bronchoalveoläre Lavage und EDTA-Blut geeignet.

Indirekter Virusnachweis Der Nachweis spezifischer Antikörper mittels serologischer Verfahren (ELISA, IFAT) ist aus Serum oder bei meningoenzephalitischen Verlaufsformen aus Liquor möglich. Hinweis: Bei Herpes zoster kommt den spezifischen IgA-Antikörpern eine hohe diagnostische Aussagekraft zu. IgM-Antikörper können dagegen fehlen.

4.2.3 Mögliche Therapie der Folgen einer Herpes-zoster-Infektion

Sie besteht wie im Folgenden ausgeführt aus Bindegewebeentgiftung, paralleler Ausleitung (Drainage), paralleler Entgiftungs- und Ausleitungsinjektion. Dazu kommen die Korrektur des Säure-Basen-Haushalts und ggf. die Akuttherapie.

Entgiftungs- und Ausleitungstherapie

Bindegewebeentgiftung

- metabiarex N Tropfen (metafackler) – Dosierung: 3 × täglich 30 Tropfen **und**
- Herpes-zoster-Nosode D 200 Globuli (Odilien Apotheke, Eschweiler) Dosierung: 1 × wöchentlich 1 Globulus **und**
- Sanukehl Prot D 6 (Sanum) – Dosierung: jeden 2. Tag 10 Tropfen.

Parallele Ausleitung (Drainage)

- metaheptachol N Tropfen (metafackler)
- metasolitharis Tropfen (metafackler)
- Lymphaden Tropfen (Hevert) aa 50.0
- M.f.s. dent. tales dos. 3 × täglich 30 Tropfen

Parallele Entgiftungs- und Ausleitungsinjektion (sonst auch alle Ampullen trinkbar)

- metabiarex S Ampulle 2 ml (metafackler) **und**
- metasolidago S Ampulle 2 ml (metafackler) **und**
- metahepat Ampulle 2 ml (metafackler) **und**
- Cefalymphat Ampulle 1 ml (Cefak) **und**
- Vitamin-B_{12}-forte Ampulle 2 ml (Hevert) **und**
- Herpes-zoster-Nosode-Injeel 1,1 ml als Mischinjektion Dosierung: 1 × pro Woche i. m.

Parallele Korrektur des Säure-Basen-Haushalts

Parallel zur Entgiftungs- und Ausleitungstherapie wird die Korrektur des Säure-Basen-Haushalts durchgeführt:

- Basosyx KT (Syxyl) – Dosierung: abends 2 KT **und**
- RMS-Städtgen Tropfen (Städtgen) – Dosierung: 3 × täglich 20 Tropfen.

Dazu kommt die **Ernährung**:

- Säure-Basen-Haushalt ausgleichen und
- Ω-3-fettsäurereiche Ernährung bzw.
- Ω-6-fettsäurearme Ernährung.

Eventuell notwendige Akuttherapie

Kombination aus:

- Unizink Kapseln (Köhler) – Dosierung: 2 × täglich 1 Kapsel
- Medivitan Neuro Filmtabletten (Medice) – Dosierung: 3 × täglich 1–2 Filmtabletten
- Diluplex Tropfen (Steierl) – Dosierung: 3 × täglich 30 Tropfen

Äußerlich:

- Spenglersan-Kolloid-G-Sprühflasche (Meckel-Spenglersan) Dosierung: mehrere Sprühstöße täglich auf die betroffenen Stellen aufbringen.

Beachte

Die Therapie sollte so lange durchgeführt werden, bis das Krankheitsbild merklich besser oder vollständig verschwunden ist, aber mindestens 6–8 Wochen.

4.3 Erregertoxikose als Folge einer Lamblia-intestinalis-Infektion

4.3.1 Allgemein

Giardia lamblia, auch *Giardia intestinalis* oder *Giardia duodenalis* genannt, ist ein einzelliger Parasit aus der Gattung der Giardien. Er befällt Menschen und andere Säugetiere wie Hunde und Katzen, Amphibien, Reptilien und Vögel. Benannt ist er nach dem französischen Biologen *Alfred Mathieu Giard* (1846–1908) und dem böhmischen Arzt *Vilém Dušan Lambl* (1824–1895). Etwa 10% der Weltbevölkerung sind mit Lamblien und ihren Toxinen infiziert, vor allem Kinder.

Der Parasit gelangt üblicherweise über kontaminiertes Oberflächenwasser, in dem sich seine Dauerformen (Zysten) befinden, in den menschlichen Darm, seltener über Kontakte mit Fliegen. Unter Tropenreisenden ist es die häufigste Infektion durch Protozoen. Die Infektion mit *Giardia lamblia* ist in Deutschland meldepflichtig. Dass sie sich mit Lamblien infiziert haben, bemerken die Betroffenen meist nicht. Manche klagen über einen Blähbauch, Druckschmerz rund um den Nabel, Durchfälle oder Gewichtsverlust. Zu den weiteren Symptomen zählen Übelkeit, Erbrechen und Kopfschmerzen. Nach der konservativen Therapie mit Metronidazol können entstandene Endotoxine im Körper Folgeprobleme auslösen.

4.3.2 Diagnostik

Der Nachweis von Trophozoiten oder Zysten kann im Stuhl erfolgen oder (nach einer Magen-Darm-Spiegelung) aus Dünndarmsekret, ggf. aus Biopsien der Schleimhaut des Zwölffingerdarms. Weiterhin ist der Nachweis von Giardia-Antigen im Stuhl mittels ELISA und PCR möglich. Der Nachweis von *Giardia-lamblia*-Antigen im Stuhl ist sensitiver als die mikroskopische Diagnostik.

4.3.3 Mögliche Therapie der Folgen einer Lamblia-intestinalis-Infektion

Sie besteht wie im Folgenden ausgeführt aus Bindegewebeentgiftung, paralleler Ausleitung (Drainage), paralleler Entgiftungs- und Ausleitungsinjektion. Dazu kommen die Korrektur des Säure-Basen-Haushalts und ggf. die Akuttherapie.

Entgiftungs- und Ausleitungstherapie

Bindegewebeentgiftung

- metabiarex N Tropfen (metafackler) – Dosierung: 3 × täglich 30 Tropfen **und**
- Lamblia-intestinalis-Nosode D 200 Globuli (Odilien Apotheke, Eschweiler) Dosierung: 1 × wöchentlich 1 Globulus.

Parallele Ausleitung (Drainage)

- metaheptachol N Tropfen (metafackler)
- metasolitharis Tropfen (metafackler)
- Lymphaden Tropfen (Hevert) aa 50.0
- M.f.s. dent. tales dos. 3 × täglich 30 Tropfen

Parallele Entgiftungs- und Ausleitungsinjektion

- metabiarex S Ampulle 2 ml (metafackler) **und**
- metasolidago S Ampulle 2 ml (metafackler) **und**
- metahepat Ampulle 2 ml (metafackler) **und**
- Cefalymphat Ampulle 1 ml (Cefak) **und**
- Vitamin-B_{12}-forte Ampulle 2 ml (Hevert) als Mischinjektion Dosierung: 1 × pro Woche i. m.

Parallele Korrektur des Säure-Basen-Haushalts

Parallel zur Entgiftungs- und Ausleitungstherapie wird die Korrektur des Säure-Basen-Haushalts durchgeführt:

- Basosyx KT (Syxyl) – Dosierung: abends 2 KT **und**
- RMS-Städtgen Tropfen (Städtgen) – Dosierung: 3 × täglich 20 Tropfen.

Dazu kommt die **Ernährung**:

- Säure-Basen-Haushalt ausgleichen und
- Ω-3-fettsäurereiche Ernährung bzw.
- Ω-6-fettsäurearme Ernährung.

Eventuell notwendige Akuttherapie

Kombination aus:

- metanuxvomica Tr. (metafackler)
- Apomorphin oplx.Tr. (Madaus)
- metakaveron Tr. (metafackler) aa 50.0
- M.f.s. dent. tales dos. – Dosierung: 3 × täglich 30 Tropfen

und

- Spascupreel Ampulle 1,1 ml (Heel) **und**
- Cupracen Pflüger Ampulle 2 ml (Pflüger) **und**
- gastri loges Ampulle 2 ml (loges) **und**
- Zincum valerianicum Hevert Ampulle 2 ml (Hevert) **und**
- ZE-1 Ampulle 2 ml (Asconex) als Mischinjektion – Dosierung: s. c. Abdomen 1 × pro Woche.

Beachte
Die Therapie sollte so lange durchgeführt werden, bis das Krankheitsbild merklich besser oder vollständig verschwunden ist, aber mindestens 6–8 Wochen.

4.4 Erregertoxikose als Folge einer Zytomegalievirusinfektion

4.4.1 Allgemein

Die Erstinfektion mit dem humanen Zytomegalievirus (CMV) verläuft in 99 % ohne oder nur mit geringen Krankheitssymptomen, sodass die Betroffenen häufig von der Infektion nichts bemerken. Bis zu 60 % der Gesunden sind Träger des CMV und es bleibt lebenslang in lymphatischem Gewebe erhalten.

Dennoch kann sich das Vorhandensein des Virus langfristig negativ auswirken, konnten Forscher des Helmholtz-Zentrums für Infektionsforschung in Braunschweig zeigen [9]. Die meisten Erwachsenen sind mit CMV infiziert, jedoch nur bei immungeschwächten Personen kann es zur Erkrankung kommen. Bei allen anderen wird der Erreger durch das Immunsystem in Schach gehalten. Bei jungen Menschen stellt das sogar eine gewisse Form von Immuntraining dar, da durch die vermehrte Bildung z. B. auch von T-Lymphozyten andere Infektionen besser abgewehrt werden. Bei älteren Patienten führt diese stetige Bereitstellung von T-Lymphozyten aber eher zu einer Immunschwächung, die dann eine erhöhte Infektionsgefahr durch andere Erreger nach sich ziehen kann. Man kann also sagen, was im jungen Organismus noch die Immunabwehr beschleunigt, wird im Alter eher zu einer Belastung. In der Regel kommt es dann zu Fieber und einer Schwellung der Lymphknoten, es können aber auch Kopf- und Gliederschmerzen auftreten.

4.4.2 Diagnostik

Der Nachweis einer Infektion kann in wenigen Minuten aus Humanserum und -plasma mittels immunologischer In-vitro-Tests zur quantitativen Bestimmung der IgG- und IgM-Antikörper gegen das Zytomegalievirus erbracht werden. Die Ergebnisse dieses Tests dienen als Nachweis für eine abgelaufene oder kürzlich erworbene CMV-Infektion. Ein weitaus schnellerer diagnostischer Nachweis erfolgt mittels Realtime-PCR. Außerdem ist das CMV während der akuten Infektion über das pp65-Antigen nachweisbar. Befindet sich die Infektion allerdings in einer latenten Phase, kann nur das pp67-Antigen nachgewiesen werden. Dieses kann demzufolge auch für eine Therapieerfolgskontrolle genutzt werden.

4.4.3 Mögliche Therapie der Folgen einer CMV-Infektion

Sie besteht wie im Folgenden ausgeführt aus Bindegewebeentgiftung, paralleler Ausleitung (Drainage), paralleler Entgiftungs- und Ausleitungsinjektion. Dazu kommen die Korrektur des Säure-Basen-Haushalts und ggf. die Akuttherapie.

Entgiftungs- und Ausleitungstherapie

Bindegewebeentgiftung

- metabiarex N Tropfen (metafackler) – Dosierung: 3 × täglich 30 Tropfen **und**
- Cytomegalie-Virus-Nosode D 200 Globuli (Odilien Apotheke, Eschweiler) Dosierung: 1 × wöchentlich 1 Globulus.

Parallele Ausleitung (Drainage)

- metaheptachol N Tropfen (metafackler)
- metasolitharis Tropfen (metafackler)
- Lymphaden Tropfen (Hevert) aa 50.0
- M.f.s. dent. tales dos. 3 × täglich 30 Tropfen

Parallele Entgiftungs- und Ausleitungsinjektion

- metabiarex S Ampulle 2 ml (metafackler) **und**
- metasolidago S Ampulle 2 ml (metafackler) **und**
- metahepat Ampulle 2 ml (metafackler) **und**
- Cefalymphat Ampulle 1 ml (Cefak) **und**
- Metavirulent Ampulle 2 ml (metafackler) als Mischinjektion Dosierung: 1 × pro Woche i. m.

Parallele Korrektur des Säure-Basen-Haushalts

Parallel zur Entgiftungs- und Ausleitungstherapie wird die Korrektur des Säure-Basen-Haushalts durchgeführt:

- Basosyx KT (Syxyl) – Dosierung: abends 2 KT **und**
- RMS-Städtgen Tropfen (Städtgen) – Dosierung: 3 × täglich 20 Tropfen.

Dazu kommt die **Ernährung**:

- Säure-Basen-Haushalt ausgleichen und
- Ω-3-fettsäurereiche Ernährung bzw.
- Ω-6-fettsäurearme Ernährung.

Eventuell notwendige Akuttherapie

- metavirulent Tropfen (metafackler) – Dosierung: 3 × täglich 30 Tropfen.

! Beachte

Die Therapie sollte so lange durchgeführt werden, bis das Krankheitsbild merklich besser oder vollständig verschwunden ist, aber mindestens 6–8 Wochen.

4.5 Erregertoxikose als Folge einer Borrelieninfektion (Spätborreliose)

4.5.1 Allgemein

Die Lyme-Borreliose ist die häufigste von Zecken auf den Menschen übertragene Erkrankung. Sie wird durch schraubenförmige Bakterien (Lyme-Borrelien, Familie der Spirochäten) verursacht und führt sehr häufig zu einer Multisystemerkrankung, die verschiedene Organe betreffen kann.

Die Lyme-Borreliose stellt ebenso eine primär chronische Erkrankung dar, bei der es keine Spontanheilung gibt, ähnlich wie bei der Syphilis.

Die eigentliche Entdeckung der Erkrankung begann Anfang der 1970er-Jahre in der Ortschaft Old-Lyme in dem US-Bundesstaat Connecticut, wo auffälligerweise vermehrt Gelenkerkrankungen bei Kindern auftraten, die man in Zusammenhang mit Zeckenstichen brachte. Nach langen Untersuchungen war es 1981 Willy Burgdorfer gelungen, in dem Darm von Zecken der Gattung Ixodes den Erreger der Lyme-Borreliose nachzuweisen. Aus diesem Grund wurde der Erreger nach ihm benannt in *Borrelia burgdorferi*. Mittlerweile kennt man 5 verschiedene Genospezies, die alle die Lyme-Borreliose auslösen können. Man teilt die Lyme-Borreliose in 4 Stadien ein:

- eine frühe lokalisierte Phase (Lokalinfektion)
- eine frühe disseminierte Phase (Bakteriämie)
- eine späte disseminierte Phase
- Chronifizierung (Post-Lyme-Disease-Syndrom)

Frühe lokalisierte Phase

Eine frühe Lyme-Borreliose zeigt sich als wachsende Hautrötung (flächig oder als Ring) im Bereich des Zeckenstichs (Wanderröte, Erythema migrans [keine Serodiagnostik möglich]) zwischen dem 3. Tag und der 4. bis 5. Woche. Diese Hauterscheinung verschwindet meistens auch wieder nach weiteren 4–6 Wochen, auch ohne Behandlung. Das Erythema migrans (EM) darf nicht mit einer leichten (entzündlichen) erhabenen Rötung an der Stichstelle verwechselt werden. Ein EM gilt schon als eine klinisch manifeste Lyme-Borreliose und bedarf daher schon einer sofortigen Therapie. Auch ein spontanes Verschwinden des EM bedeutet nicht das Ausheilen der Erkrankung, sondern sehr häufig treten in der Folge die unangenehmen Spätfolgen auf (Post Lyme Disease).

Zu den Frühsymptomatiken zählen auch Lymphozytome im Bereich der Ohrläppchen, der Mamille und des Nackens. Hierbei handelt es sich um massiv borrelienhaltige, gerötete Knötchen.

Frühe disseminierte Phase

Diese Form des Verlaufs tritt dann ein, wenn die Erreger den Bereich des Stichs verlassen und im Körper gestreut werden. Die Phase II kann auch schon wenige Tage nach dem Infekt auftreten, wobei grippeähnliche Symptome auftreten können. Zudem kommt es zu Erythemen auf der Haut und ungefähr 10–20 % der Betroffenen entwickeln zusätzlich eine Neuroborreliose aus Meningitis, Neuritis und Radikulitis (Bannwarth-Syndrom). Auch eine parallele Karditis ist möglich.

Späte disseminierte Phase

Monate bis Jahre nach einer unbemerkten Infektion kann es zu unterschiedlichen Beschwerden in unterschiedlichen Organen kommen. Ganz typisch dabei ist das Hautbild der sogenannten Papierhaut (Acrodermatitis chronica atrophicans). Dabei wird die Haut eben papierdünn, das Binde- und Fettgewebe werden abgebaut und die Körperbehaarung fällt aus. Die Patienten berichten über Kribbeln und starke Schmerzen in der betroffenen Extremität. Typisch ist auch eine häufig auftretende Arthritis des Knies (Lyme-Arthritis).

Chronifizierung

Berichten Patienten auch noch 6 Monate nach Antibiotikatherapie nach wie vor über bleibende oder auch zunehmende chronische Beschwerden, die sehr heftig in Erscheinung treten können, spricht man von einem Post-Lyme-Disease-Syndrom (PLDS). Symptome sind Folgende:

- chronische Müdigkeit (CFS)
- massive Muskelschmerzen
- Schmerzen im Skelettsystem
- Parästhesien
- Antriebslosigkeit
- schweres Krankheitsgefühl
- schlechte Leberwerte

Tatsächlich konnte von einem amerikanischen Forscherteam 1999 das Borrelientoxin chemisch strukturell aufgeklärt werden und wurde als Bbtox 1 bezeichnet. Somit konnte diese Forschergruppe nachweisen, dass Borrelien nicht nur Zytokine freisetzen und damit Entzündungen auslösen, sondern auch Neurotoxine bilden und abgeben und damit auch häufig eine chronische Borreliose bedingen. Deshalb ist es auch naturheilkundlich wichtig, diese Toxine so weit wie möglich aus dem Körper zu eliminieren (Entgiftungs- und Ausleitungstherapie). Auf konservativer Seite wird dazu gerne der Lipidsenker Colestyramin verwendet, der eben nicht nur Fette bindet, sondern auch Toxine im Rahmen der Borreliose binden soll und wohl auch kann.

4.5.2 Diagnostik

- Anamnese (z. B. Urlaub in Risikogebieten)
- Direkter Erregernachweis im Blut, im Gewebe oder im Liquor (sehr schwierig, da nur geringe Erregerdichte) mithilfe der Polymerase-Kettenreaktion (PCR, Nachweis von Teilen der Erreger-DNS)
- Serodiagnostik, d. h. Antikörpernachweis durch ELISA (hohe Sensitivität) und/oder Western Blot (hohe Spezifizität). Zur Antikörperproduktion benötigt der Körper im

Mittel 2–4 Wochen. Andererseits können die Antikörper noch lange nach der Infektion bestehen bleiben, ohne dass noch Symptome der Borreliose erkennbar sind.

Serodiagnostik in verschiedenen Stadien der Lyme-Borreliose

- In der Erkrankungsphase I (EM) besitzen nur 20–50 % der Patienten nachweisbare Antikörper (sie sind seronegativ).
- In der Erkrankungsphase II (Neuroborreliose) steigt die Seropositivität (IgM und/oder IgG) auf 70–90 % an.
- Dabei sind die IgM-Antikörper frühzeitig auftretende Antikörper, die auch meistens nach einigen Wochen wieder vollständig verschwinden.
- Die IgG-Antikörper treten erst nach einigen Wochen auf und bleiben meistens lange Zeit bestehen.

Die Lyme-Borreliose stellt durchaus eine moderne Form des „syphilitischen Miasmas" nach Hahnemanns homöopathischen Miasmenlehre dar und ist dementsprechend auch als eine solche zu behandeln. In der Homöopathie wird die Borreliose als eine morphische Resonanz der Syphilis angesehen. Die von der Zecke übertragenen Spirochäten bewirken beim Menschen eine syphilitische Infektion.

4.5.3 Mögliche Therapie der Folgen einer Borrelieninfektion

Sie besteht wie im Folgenden ausgeführt aus Bindegewebeentgiftung, paralleler Ausleitung (Drainage), paralleler Entgiftungs- und Ausleitungsinjektion. Dazu kommen die Korrektur des Säure-Basen-Haushalts und ggf. die Akuttherapie bei Post-Lyme-Syndrom.

Entgiftungs- und Ausleitungstherapie

Bindegewebeentgiftung

- metabiarex N Tropfen (metafackler) – Dosierung: 3 × täglich 30 Tropfen **und**
- Borrelien-Nosode D 200 Globuli (Odilien Apotheke, Eschweiler) Dosierung: 1 × wöchentlich 1 Globulus **und**
- evtl. Spenglersan-Kolloid E (Treponema pallidum; Meckel-Spenglersan) Dosierung: 3 × täglich 5–10 Sprühstöße in die Ellenbeuge und den Mund.

Parallele Ausleitung (Drainage)

- metaheptachol N Tropfen (metafackler)
- metasolitharis Tropfen (metafackler)
- Lymphaden Tropfen (Hevert) aa 50.0
- M.f.s. dent. tales dos. 3 × täglich 30 Tropfen

Parallele Entgiftungs- und Ausleitungsinjektion

- metabiarex S Ampulle 2 ml (metafackler) **und**
- metasolidago S Ampulle 2 ml (metafackler) **und**
- metahepat Ampulle 2 ml (metafackler) **und**
- Cefalymphat Ampulle 1 ml (Cefak) **und**

- Vitamin-B_{12}-forte Hevert Ampulle 2 ml (Hevert) als Mischinjektion
  Dosierung: 1 × pro Woche i. m.

Parallele Korrektur des Säure-Basen-Haushalts

Parallel zur Entgiftungs- und Ausleitungstherapie wird die Korrektur des Säure-Basen-Haushalts durchgeführt:
- Basosyx KT (Syxyl) – Dosierung: abends 2 KT **und**
- RMS-Städtgen Tropfen (Städtgen) – Dosierung: 3 × täglich 20 Tropfen

Dazu kommt die **Ernährung**:
- Säure-Basen-Haushalt ausgleichen und
- Ω-3-fettsäurereiche Ernährung bzw.
- Ω-6-fettsäurearme Ernährung.

4.5.4 Mögliche Begleittherapie bei Post-Lyme-Syndrom

- metamarianum B12 N Tropfen (metafackler) – Dosierung: 3 × täglich 30 Tropfen **und**
- Taraxacum oplx Tropfen (bei evtl. paralleler Landkartenzunge; Madaus)
  Dosierung: 3 × täglich 30 Tropfen **und**
- Legalon forte Kapseln (Madaus) – Dosierung: 3 × täglich 1 Kapsel

! Beachte
Die Therapie sollte so lange durchgeführt werden, bis das Krankheitsbild merklich besser oder vollständig verschwunden ist, aber mindestens 6–8 Wochen.

4.6 Erregertoxikose als Folge einer Coxsackie-Virus-Infektion

4.6.1 Allgemein

Diese Belastung findet sich häufig bei Patienten mit chronischen Herzrhythmusstörungen. Zu den Erregern gehören die Coxsackie-Viren A1–22,24 und die Coxsackie-Viren B1–6. Der Mensch stellt für diese Viren einen Reservoirwirt dar, an den die Erreger bereits stark angepasst sind. Deshalb zeigen die von diesen Erregern ausgelösten Erkrankungen auch bei vorgeschädigten Menschen nur eine geringe Letalität. Coxsackie-Virus-Infektionen können neben grippeähnlichen Symptomen auch gelegentlich zu Hirnhautentzündung (Meningitis) und zu Herzmuskelentzündungen (Myokarditis) führen. Des Weiteren können Infektionen mit Coxsackie-Viren der Gruppen A und B, vor allem in den Sommermonaten, zu akuten Durchfallerkrankungen („Sommerdiarrhö") führen.

4.6.2 Diagnostik

Als Untersuchungsmaterial sind Stuhl, Liquor, Rachenspülwasser und Konjunktivalabstriche geeignet. Serologische Nachweismethoden (z. B. IgM-ELISA) spielen eine untergeordnete Rolle, der Antikörpernachweis in einem Einzelserum hat wegen der hohen Durchseuchung der Bevölkerung keinen diagnostischen Wert, ein signifikanter Titeranstieg im Neutralisationstest beweist eine frische Infektion.

4.6.3 Mögliche Therapie der Folgen einer Coxsackie-Infektion

Sie besteht wie im Folgenden ausgeführt aus Bindegewebeentgiftung, paralleler Ausleitung (Drainage), paralleler Entgiftungs- und Ausleitungsinjektion. Dazu kommen die Korrektur des Säure-Basen-Haushalts und ggf. die Akuttherapie bei Herzrhythmusstörungen.

Entgiftungs- und Ausleitungstherapie

Bindegewebeentgiftung

- metabiarex N Tropfen (metafackler) – Dosierung: 3 × täglich 30 Tropfen **und**
- Coxsackie-Virus-Nosode D 200 Globuli (Odilien Apotheke, Eschweiler)
  Dosierung: 1 × wöchentlich 1 Globulus

Parallele Ausleitung (Drainage)

- metaheptachol N Tropfen (metafackler)
- metasolitharis Tropfen (metafackler)
- Lymphaden Tropfen (Hevert) aa 50.0
- M.f.s. dent. tales dos. 3 × täglich 30 Tropfen

Parallele Entgiftungs- und Ausleitungsinjektion

- metabiarex S Ampulle 2 ml (metafackler) **und**
- metasolidago S Ampulle 2 ml (metafackler) **und**
- metahepat Ampulle 2 ml (metafackler) **und**
- Cefalymphat Ampulle 1 ml (Cefak) **und**
- Metavirulent Ampulle 2 ml (metafackler) als Mischinjektion
  Dosierung: 1 × pro Woche i. m.

Parallele Korrektur des Säure-Basen-Haushalts

Parallel zur Entgiftungs- und Ausleitungstherapie wird die Korrektur des Säure-Basen-Haushalts durchgeführt:

- Basosyx KT (Syxyl) – Dosierung: abends 2 KT **und**
- RMS-Städtgen Tropfen (Städtgen) – Dosierung: 3 × täglich 20 Tropfen

Dazu kommt die **Ernährung**:

- Säure-Basen-Haushalt ausgleichen und
- Ω-3-fettsäurereiche Ernährung bzw.
- Ω-6-fettsäurearme Ernährung.

Eventuell notwendige Akuttherapie bei Herzrhythmusstörungen

- Rytmopasc Tropfen (Pascoe) – Dosierung: 3 × täglich 30 Tropfen und
- Faros 600 Dragees (M.C.M. Klosterfrau) – Dosierung: 1 × täglich 1 Dragee und
- Septacord traditionell FT (Müller Göppingen) – Dosierung: 3 × täglich 2 FT

! Beachte
Die Therapie sollte so lange durchgeführt werden, bis das Krankheitsbild merklich besser oder vollständig verschwunden ist, aber mindestens 6–8 Wochen.

4.7 Erregertoxikosen als Folge einer Yersinieninfektion oder Salmonelleninfektion

4.7.1 Allgemein

Eine durch Yersinien bedingte Arthritis kann im Anschluss an eine durch *Yersinia enterocolitica* oder *Yersinia pseudotuberculosis* oder eine salmonelleninduzierte Osteomyelitis bzw. Polyarthritis kann im Anschluss an eine durch Salmonellen der Enteritisgruppe ebenso verursachte fieberhafte Durchfallerkrankung auftreten. Die reaktive Arthritis tritt akut oder subakut auf mit bevorzugtem Befall der Gelenke der unteren Extremitäten (Knie- und Sprunggelenke). Die Dauer der akuten Gelenksymptomatik beträgt ca. 1–4 Monate. Im weiteren Verlauf haben bis zu 50 % der Patienten Beschwerden am Bewegungsapparat über eine Zeitdauer von 10 Jahren.

4.7.2 Diagnostik bei Yersinieninfektion

Die herkömmlichen serologischen Nachweismethoden, wie die Widal-Reaktion und die Komplementbindungsreaktion, besitzen nur eine geringe diagnostische Sensitivität und Spezifität. Daher wird heute der Enzymimmunoassay (ELISA) zum Nachweis von IgG-, IgA- und IgM-Antikörper (IgM-Ak) gegen spezifische Yersinienantigene bevorzugt. Als hoch spezifische Yersinienantigene gelten die plasmidkodierten Polypeptide („released proteins“, RP; oder Yersinia outer Membran Proteins, YOPs, genannt).

Serologie der akuten Yersinieninfektion

Bei der akuten Yersinieninfektion (Enteritis) sind IgM-, IgA- und meist auch schon IgG-Ak nachweisbar. Im Verlauf der Infektion verschwinden IgM- und IgA-Ak innerhalb von 3–6 Monaten, während IgG-Ak bis zu Jahren, evtl. lebenslang, persistieren. IgG-Ak persistieren bei 80 % der Patienten nach Yersinieninfektion. Im Gegensatz zu Arthritispatienten werden bei Enteritisfällen signifikant häufiger isolierte IgA-Ak beobachtet.

Serologie der chronischen Yersinieninfektion und der yersinieninduzierten reaktiven Arthritis

Bei der reaktiven Yersinienarthritis findet man neben IgG-Ak vor allem die Persistenz der IgA-Ak über Jahre, während IgM-Ak nur selten nachweisbar sind (▸ **Tab. 4.1**).

▸ **Tab. 4.1** Antikörperverläufe bei der Yersinieninfektion.

Immunglobulin-klasse	Antikörperpersistenz bei akuter Infektion ohne Spätfolgen	Antikörperpersistenz bei Infektion mit Spätfolgen
IgM	1–3 Monate	selten
IgA	2–4 Monate	Monate bis zu 2 Jahren
IgG	5 Monate bis Jahre	Jahre

4.7.3 Diagnostik bei Salmonelleninfektion

Serologie der akuten Salmonelleninfektion

Für die Labordiagnostik der enteritischen Salmonellosen, z.B. durch die häufigen *Salmonella enteritidis* und *Salmonella typhimurium*, sind Widal-Tests ebenfalls verfügbar, bleiben jedoch ohne klinischen Wert. Völlig ungeeignet ist der „Widal" zur Labordiagnostik der in etwa 5% der Fälle auftretenden postenteritischen Komplikationen von Salmonelleninfektionen, in erster Linie der reaktiven Arthritis. Enzymimmunoassays sind etwa 100fach empfindlicher als der „Widal" und gestatten zudem die Bestimmung der Antikörperklassen IgG, IgA und IgM. Antikörper, die gegen das Lipopolysaccharid (LPS) der Salmonellen gerichtet sind, entstehen nicht nur in der akuten enteritischen Phase einer Salmonelleninfektion.

Diese Antikörper (IgG-und /oder IgA-Klasse) werden wegen der Gewebe-/Gelenkpersistenz des LPS auch bei der postenteritischen reaktiven Arthritis nachgewiesen. Persistierende IgA-Serumantikörper unterstreichen die Wahrscheinlichkeit der Diagnose „reaktive Salmonellenarthritis".

4.7.4 Mögliche Therapie der Folgen einer Yersinien- oder Salmonelleninfektion

Sie besteht wie im Folgenden ausgeführt aus Bindegewebeentgiftung, paralleler Ausleitung (Drainage), paralleler Entgiftungs- und Ausleitungsinjektion. Dazu kommen die Korrektur des Säure-Basen-Haushalts und ggf. die Begleittherapie bei akuter Arthritis.

Entgiftungs- und Ausleitungstherapie

Bindegewebeentgiftung

- metabiarex N Tropfen (metafackler) – Dosierung: 3 × täglich 30 Tropfen **und**
- Yersinia-enterocolitica-Nosode D 200 Globuli (Odilien Apotheke, Eschweiler) Dosierung: 1 × wöchentlich 1 Globulus **und**
- SanukehlBrucel Tropfen (Sanum) – Dosierung: alle 2 Tage 10 Tropfen **oder**
- Salmonella Nosode D 200 (Odilien Apotheke, Eschweiler) Dosierung: 1 × wöchentlich 1 Globulus **und**
- SanukehlSalm Tropfen (Sanum) – Dosierung: alle 2 Tage 10 Tropfen

Parallele Ausleitung (Drainage)

- metaheptachol N Tropfen (metafackler) und/oder metaharoga Tropfen (metafackler)
- metasolitharis Tropfen (metafackler)
- Lymphaden Tropfen (Hevert) aa 50.0
- M.f.s. dent. tales dos. 3 × täglich 30 Tropfen

Parallele Entgiftungs- und Ausleitungsinjektion

- metabiarex S Ampulle 2 ml (metafackler) **und**
- metasolidago S Ampulle 2 ml (metafackler) **und**
- metahepat Ampulle 2 ml (metafackler) **und**
- Cefalymphat Ampulle 1 ml (Cefak) **und**
- Nigersan D 6 Ampulle 1 ml (Sanum) **und**
- Vitamin-B_{12}-forte Hevert Ampulle 2 ml (Hevert) als Mischinjektion
  Dosierung: 1 × pro Woche i. m.

Parallele Korrektur des Säure-Basen-Haushalts

Parallel zur Entgiftungs- und Ausleitungstherapie wird die Korrektur des Säure-Basen-Haushalts durchgeführt:

- Basosyx KT (Syxyl) – Dosierung: abends 2 KT **und**
- RMS-Städtgen Tropfen (Städtgen) – Dosierung: 3 × täglich 20 Tropfen

Dazu kommt die **Ernährung**:

- Säure-Basen-Haushalt ausgleichen und
- Ω-3-fettsäurereiche Ernährung bzw.
- Ω-6-fettsäurearme Ernährung.

Mögliche Begleittherapien bei akuter Arthritis

- Traumaplant Salbe (M.C.M. Klosterfrau) – Dosierung: 3 × täglich auf die betroffenen Bereiche auftragen **oder**
- Teuto Sog Auflage (Dr. Pandalis) – Dosierung: 1 × täglich auf den betroffenen Bereich auftragen **und**
- Arthriplex Tropfen (Steierl) – Dosierung: 3 × täglich 30 Tropfen

und parallele Injektion:

- Ledum HM Ampulle 2 ml (Pflüger) **und**
- Traumeel S Ampulle 2 ml (Heel) **und**
- Zeel comp. Ampulle 2 ml (Heel) **und**
- Cefarheumin S Ampulle 1 ml (Cefak) als Mischinjektion
  Dosierung: 1 × pro Woche i. m.

4.8 Erregertoxikosen als Folge einer Tuberkelbakterieninfektion

4.8.1 Mögliche Therapie der Folgen einer Tuberkelbakterieninfektion (z. B. Schuppenflechte)

Sie besteht wie im Folgenden ausgeführt aus Bindegewebeentgiftung, paralleler Ausleitung (Drainage), paralleler Entgiftungs- und Ausleitungsinjektion. Dazu kommen die Korrektur des Säure-Basen-Haushalts und ggf. die Akuttherapie bei Schuppenflechte.

Entgiftungs- und Ausleitungstherapie

Bindegewebeentgiftung

- metabiarex N Tropfen (metafackler) – Dosierung: 3 × täglich 30 Tropfen **und**
- Tuberkel-Nosode D 200 Globuli (Odilien Apotheke, Eschweiler)
  Dosierung: 1 × wöchentlich 1 Globulus

Parallele Ausleitung (Drainage)

- metaheptachol N Tropfen (metafackler)
- metasolitharis Tropfen (metafackler)
- Lymphaden Tropfen (Hevert) aa 50.0
- M.f.s. dent. tales dos. 3 × täglich 30 Tropfen

Parallele Entgiftungs- und Ausleitungsinjektion

- metabiarex S Ampulle 2 ml (metafackler) **und**
- metasolidago S Ampulle 2 ml (metafackler) **und**
- metahepat Ampulle 2 ml (metafackler) **und**
- Cefalymphat Ampulle 1 ml (Cefak) **und**
- Metavirulent Ampulle 2 ml (metafackler) als Mischinjektion
  Dosierung: 1 × pro Woche i. m.

Parallele Korrektur des Säure-Basen-Haushalts

Parallel zur Entgiftungs- und Ausleitungstherapie wird die Korrektur des Säure-Basen-Haushalts durchgeführt:

- Basosyx KT (Syxyl) – Dosierung: abends 2 KT **und**
- RMS-Städtgen Tropfen (Städtgen) – Dosierung: 3 × täglich 20 Tropfen

Dazu kommt die **Ernährung**:

- Säure-Basen-Haushalt ausgleichen und
- Ω-3-fettsäurereiche Ernährung bzw.
- Ω-6-fettsäurearme Ernährung.

Eventuell notwendige Akuttherapie bei Schuppenflechte

- Cutral Tropfen (Pekana) – Dosierung: 3 × täglich 30 Tropfen **und**
- Rubisan Salbe (DHU) – Dosierung: 3 × täglich **und**
- Imlan plus Lotion (Die Birken AG) – Dosierung: 3 × täglich

Beachte
Die Therapie sollte so lange durchgeführt werden, bis das Krankheitsbild merklich besser oder vollständig verschwunden ist, aber mindestens 6–8 Wochen.

4.9
Onkogene Erreger

Die WHO schätzt, dass gut 18 % aller Tumoren mit den „großen 4" in Zusammenhang stehen:

- Epstein-Barr-Virus (EBV)
- humane Papillomaviren (HPV),
- Hepatitis-B- und Hepatitis-C-Virus (HBV/HCV)
- Helicobacter pylori

Die Häufigkeit der damit assoziierten Tumoren ist bei Frauen und Männern unterschiedlich. Während bei den Frauen HPV mit über 50 % der größte infektiöse Krebsrisikofaktor ist, führt bei den Männern *Helicobacter pylori* mit 47 %.

Infektiöse Erreger, die mit Tumoren assoziiert sind:

- Viren
  - Epstein-Barr-Virus: B-Zell-Lymphome, Burkitt-Lymphom, nasopharyngeale Karzinome, Morbus Hodgkin (20–30 %) Magenkrebs (10 %), bestimmte T-Zell-Lymphome, humanes Kaposi-Sarkom
  - Herpesvirus Typ 8: Lymphome der Körperhöhle
  - High-Risk-HPV (humane Papillomviren): Zervixkarzinom und andere anogenitale Tumoren und oropharyngeale Tumoren
  - MC-Polyomavirus: Merkel-Zell-Karzinom
  - Hepatitis B: hepatozelluläres Karzinom
  - Hepatitis C: hepatozelluläres Karzinom
  - Retroviren
  - HTLV-1: T-Zell-Leukämie bei Erwachsenen
  - HIV-1/-2: aktivieren andere Tumorviren durch Immunsuppression
  - Herpes-simplex-Virus Typ 2: Zervixkarzinom
  - Zytomegalievirus: Karzinome des Urogenitaltrakts und Kaposi-Sarkom
- Bakterien
  - *Helicobacter pylori*: Magenkrebs, Magenlymphom
  - Chlamydien: Doppelstrangbrüche → unkontrolliertes Zellwachstum

4.9.1 Onkogene Bakterien – mögliche Therapie der Folgen einer Chlamydieninfektion

Infektionen mit Chlamydien können zu Unfruchtbarkeit führen, stehen aber nun auch mehr im Verdacht, Gebärmutterhals- und Eierstockkrebs zu verursachen. Bei Chlamydien handelt es sich um gramnegative intrazelluläre Bakterien, die einen zweiphasigen Lebenszyklus durchlaufen.

Die WHO schätzt, dass Infektionen mit Chlamydien durch Sexualkontakt mit *Chlamydia trachomatis* bei ca. 75 % der betroffenen Frauen asymptomatisch bleiben und über Jahre persistieren können. Eine Arbeitsgruppe um *Cindrilla Chumduri* et al. des Berliner Max-Planck-Instituts für Infektionsbiologie [8] wies nun nach, dass reaktive Sauerstoffspezies, gebildet von den Chlamydien, bei der Frau zu Doppelstrangbrüchen der DNA führen und es auch noch zusätzlich zur Hemmung körpereigener Reparaturmechanismen kommt. Zudem verhindern die Chlamydien den eigentlich erwarteten Zelltod – ganz im Gegenteil kommt es zu unkontrolliertem Wachstum der Zelle und somit erhöhter Gefahr der Bildung einer Krebszelle.

Diagnostik

Die auf der Zellwand aufgelagerten Lipopolysaccharide wirken als Antigen und können serologisch im Rahmen der Antigen-Antikörper-Reaktion für den Nachweis verwendet werden. Häufiger erfolgt in der klinischen Diagnostik jedoch der Nachweis durch einen erhöhten Titer an Antikörpern, das dabei verwendete Antigen ist meist nicht speziesspezifisch und zeigt folglich mehrere *Chlamydophila*- oder *Chlamydia*-Arten an.

Der Nachweis spezifischer Antikörper im Serum erfolgt bei *Chlamydophila pneumoniae* und *Chlamydophila psittaci* auch mit dem ELISA-Verfahren. Weitere serologische Verfahren vergleichen die Reaktivität der Antikörper im Patientenserum mit Antigenen von *Chlamydophila trachomatis*, *Chlamydophila pneumoniae* und *Chlamydophila psittaci*. Das Antigen mit der stärksten Reaktivität zeigt die Spezifität der Antikörper an. Darauf basiert der Mikroimmunfluoreszenztest (MIF) und ein Immunblot (Western Blot). Für diesen werden rekombinante (gentechnisch hergestellte) Antigene benötigt.

Entgiftungs- und Ausleitungstherapie

Die Therapie besteht wie im Folgenden ausgeführt aus Bindegewebeentgiftung, paralleler Ausleitung (Drainage), paralleler Entgiftungs- und Ausleitungsinjektion. Dazu kommt die Korrektur des Säure-Basen-Haushalts.

Bindegewebeentgiftung

- metabiarex N Tropfen (metafackler) – Dosierung: 3 × täglich 30 Tropfen **und**
- Chlamydien-Nosode D 200 Globuli (Odilien Apotheke, Eschweiler)
  Dosierung: 1 × wöchentlich 1 Globulus

Parallele Ausleitung (Drainage)

- metaheptachol N Tropfen (metafackler)
- metasolitharis Tropfen (metafackler)
- Lymphaden Tropfen (Hevert) aa 50.0
- M.f.s. dent. tales dos. 3 × täglich 30 Tropfen

Parallele Entgiftungs- und Ausleitungsinjektion

- metabiarex S Ampulle 2 ml (metafackler) **und**
- metasolidago S Ampulle 2 ml (metafackler) **und**
- metahepat Ampulle 2 ml (metafackler) **und**
- Cefalymphat Ampulle 1 ml (Cefak) **und**
- Vitamin-B_{12}-forte Hevert Ampulle 2 ml (Hevert) als Mischinjektion
  Dosierung: 1 × pro Woche i. m.

Parallele Korrektur des Säure-Basen-Haushalts

Parallel zur Entgiftungs- und Ausleitungstherapie wird die Korrektur des Säure-Basen-Haushalts durchgeführt:

- Basosyx KT (Syxyl) – Dosierung: abends 2 KT **und**
- RMS-Städtgen Tropfen (Städtgen) – Dosierung: 3 × täglich 30 Tropfen

Dazu kommt die **Ernährung**:

- Säure-Basen-Haushalt ausgleichen und
- Ω-3-fettsäurereiche Ernährung bzw.
- Ω-6-fettsäurearme Ernährung.

4.9.2 Onkogene Viren – mögliche Therapie der Folgen einer Infektion mit onkogenen Viren

Onkogene Viren haben die Fähigkeit, in vivo und in vitro menschliche oder tierische Zellen neoplastisch zu transformieren.

Folgende Viren werden dabei diskutiert:

- Humane Papillomaviren (HPV) → Zervixkarzinom
- Hepatitis-B-Virus → primäres Leberkarzinom
- Retroviren → Lymphome

Entgiftungs- und Ausleitungstherapie

Die Therapie besteht wie im Folgenden ausgeführt aus Bindegewebeentgiftung, paralleler Ausleitung (Drainage), paralleler Entgiftungs- und Ausleitungsinjektion. Dazu kommt die Korrektur des Säure-Basen-Haushalts.

Bindegewebeentgiftung

- metabiarex N Tropfen (metafackler) – Dosierung: 3 × täglich 30 Tropfen **und**
- Herpes-simplex-Nosode D 200 Globuli (Odilien Apotheke, Eschweiler)
  Dosierung: 1 × wöchentlich 1 Globulus **oder**
- Cytomegalie-Nosode D 200 (Odilien Apotheke, Eschweiler)
  Dosierung: 1 × wöchentlich 1 Globulus **oder**
- Hepatitis-B-Nosode D 200 (Odilien Apotheke, Eschweiler)
  Dosierung: 1 × wöchentlich 1 Globulus **oder**
- Epstein-Barr-Nosode D 200 (Odilien Apotheke, Eschweiler)
  Dosierung: 1 × wöchentlich 1 Globulus **und**
- Sankombi D 5 (Mucor racemosus + Aspergillus niger) (Sanum)
  Dosierung: 1 × täglich 8 Tropfen

Parallele Ausleitung (Drainage)

- metaheptachol N Tropfen (metafackler)
- metasolitharis Tropfen (metafackler)
- Lymphaden Tropfen (Hevert) aa 50.0
- M.f.s. dent. tales dos. 3 × täglich 30 Tropfen

Parallele Entgiftungs- und Ausleitungsinjektion

- metabiarex S Ampulle 2 ml (metafackler) **und**
- metasolidago S Ampulle 2 ml (metafackler) **und**
- metahepat Ampulle 2 ml (metafackler) **und**
- Cefalymphat Ampulle 1 ml (Cefak) **und**
- Vitamin-B_{12}-forte Hevert Ampulle 2 ml (Hevert) als Mischinjektion
  Dosierung: 1 × pro Woche i. m.

Parallele Korrektur des Säure-Basen-Haushalts

Parallel zur Entgiftungs- und Ausleitungstherapie wird die Korrektur des Säure-Basen-Haushalts durchgeführt:

- Basosyx KT (Syxyl) – Dosierung: abends 2 KT **und**
- RMS-Städtgen Tropfen (Städtgen) – Dosierung: 3 × täglich 30 Tropfen

Dazu kommt die **Ernährung**:

- Säure-Basen-Haushalt ausgleichen und
- Ω-3-fettsäurereiche Ernährung bzw.
- Ω-6-fettsäurearme Ernährung.

5 Impfschäden

Ein Impfschaden ist „die gesundheitliche und wirtschaftliche Folge einer über das übliche Ausmaß einer Impfreaktion hinausgehenden gesundheitlichen Schädigung durch die Schutzimpfung. Ein Impfschaden liegt auch vor, wenn mit vermehrungsfähigen Erregern geimpft wurde und eine andere als die geimpfte Person geschädigt wurde" (§ 2 Infektionsschutzgesetz, gültig seit 1. Januar 2001).

5.1 Inhaltsstoffe der Impfstoffe

Jeder Impfstoff kann zwischen 80 und 100 Inhaltsstoffe enthalten, die aber nicht im Beipackzettel Erwähnung finden.

! Beachte

Laut Arzneimittelgesetz sind nur die Stoffe deklarationspflichtig, die zwischen der Herstellung und Abfüllung hinzukommen. Stoffe bzw. Verbindungen, die zur Herstellung benötigt werden, müssen nicht zwingend deklariert werden.

Hier eine Auflistung der möglichen Verbindungen bzw. Stoffe:

- Antigene (Bakterien, Viren)
- Konservierungsmittel wie:
  - Thiomersal
  - Natriumtimerfonat
  - Phenol
  - 2Phenoxyethanol
- Hilfsstoffe (Adjuvanzien) wie:
  - Lösungsmittel
  - Puffer (Phosphate, Carbonate)
  - Stabilisatoren (Medium 199, Polysorbat 80, hydrolisierte Gelatine, Humanalbumin, Aluminiumsulfat)
- Zusätze wie:
  - Emulgatoren
  - Antibiotika
  - Formaldehyd
  - Phenolrot
- Rückstände wie:
  - gentechnisch hergestellte Organismen
  - Nährlösungen

5.2
Mögliche Symptome und Erkrankungen durch Impfschäden

- Auslösung von Allergien, wie Asthma, Hautallergien, Heuschnupfen, Lebensmittelallergien
- Autismus
- Autoimmunkrankheiten
- chronische Abwehrschwäche mit erhöhter Infektanfälligkeit (z. B. chronisch rezidivierende Otitis media)
- Diabetes mellitus
- Enzephalopathie
- Epilepsie (bekannt vom Impfstoff gegen Keuchhusten)
- Krampfanfälle
- multiple Sklerose
- plötzlicher Kindstod/SID (Sudden Infant Death)
- Schlafsucht
- Schlafumkehr (Kind ist nachts wach und unruhig, tagsüber schläfrig)
- Schreianfälle/Cri encéphalique (meist äußerst durchdringend und schrill), evtl. Anzeichen für eine mögliche Hirnschädigung
- Sprachentwicklungsverzögerungen
- Verhaltensauffälligkeiten, schwere Erziehbarkeit, hyperaktive Kinder, ADS, Apathien
- Wesensveränderung

5.3
Besondere mögliche Impfkomplikationen

5.3.1 Makrophagische Myofasziitis (MMF)

Die MMF äußert sich durch chronische Muskel- und Gelenkschmerzen und chronische Müdigkeit, die weder durch Ruhigstellung, noch durch Bewegung positiv zu beeinflussen sind. Dazu kommen kognitive Störungen, die meist das Kurzzeitgedächtnis betreffen und die Konzentrationsfähigkeit mindern. Zusätzlich schildern die Patienten häufig Schwindel, Kopfschmerzen, Missempfindungen in den Gliedmaßen, Kribbeln, Stechen, Vibrieren und die Sehkraft kann ebenfalls gemindert sein. Die MMF kann Monate nach der oder den Impfungen auftreten, was auch die Zuordnung zur Ursache – der Impfung – erschwert. Die körperlichen Probleme lösen sich in den meisten Fällen nicht auf, sondern können sich über die Jahre verfestigen und verstärken. Das Symptombild behindert das alltägliche Leben der Betroffenen in einer Art und Weise, die nicht selten eine Berufsunfähigkeit zur Folge hat.

Ursachen

Durch verschiedene Impfungen (Impfung gegen Hepatitis A und B, Tetanus etc.), die als Trägerstoff Aluminiumhydroxid enthalten, gelangen Nanokristalle an Aluminium durch intramuskuläres Spritzen in den Oberarmmuskel. Von dort aus breiten sie sich im Muskel- und Nervengewebe aus und gelangen u. a. ins Gehirn. Das eigentliche Ziel ist, dass das Aluminium vom menschlichen Organismus wieder ausgeschieden wird. Leider gelingt dies in vielen Fällen nicht. Wie *Romain Gherardi* [17] in Frankreich nachweisen konnte, können Menschen mit einem bestimmten Protein-Monozyt-Attractant-Protein Typ 1 die Kristalle nicht wieder ausscheiden. Die mit dem Aluminiumkristall angereicherten Fresszellen bleiben im Muskelgewebe, in Organen und im Gehirn verteilt liegen. Das Immunsystem bleibt dauerhaft alarmiert, da es stetig versucht, diesen Fremdstoff zu bekämpfen. Dies führt zu Schmerzen, Missempfindungen sowie zu Schwäche und Erschöpfung.

5.3.2 Schrilles Schreien bei Säuglingen

Es wird immer wieder von schrillem Schreien nach Impfungen, besonders nach 6fach-Impfungen berichtet. Es tritt vor allem bei Säuglingen auf und kann Hinweis auf eine Meningitis, Enzephalitis oder eine andere Hirnaffektion sein, die vermutlich durch ein Ödem zu starken Kopfschmerzen führt. Die Dauer kann Wochen betragen, meist jedoch Stunden bis mehrere Tage.

5.3.3 Shaken Baby Syndrome (SBS, auch Geschütteltes-Baby-Syndrom bzw. Schütteltrauma)

Shaken Baby Syndrome (SBS) beschreibt gemeinhin eine Kombination von subduralen Hämatomen, schwerer Netzhautblutung und diffuser Axonenverletzung (DAI) als Dreiergruppe diagnostischer Kriterien. DIe Symptome Hirnschwellung, Hirnblutung, Krampfanfälle, Atemprobleme und Apathie finden sich sowohl bei einem Schütteltrauma als auch als Folge von Impfungen. Dies führt in einigen Fällen dazu, dass Impffolgen gerne als Schütteltrauma missinterpretiert und falsch diagnostiziert werden, mit weitreichenden und dramatischen Konsequenzen für die Eltern der Kinder (Entzug des Sorgerechts).

5.4 Erregertoxikose als Folge einer HPV-Impfung (z. B. Gardasil)

Folgende Impfschäden bzw. Nebenwirkungen können aus der HPV-Impfung resultieren:

- Schwellung und Rötung an der Einstichstelle (25 %)
- Schmerzen (84 %), z. B. migräneartige Kopfschmerzen
- Juckreiz (3 %)
- Gelenkentzündungen
- neurologische Störungen bis hin zum Guillain-Barré-Syndrom
- MS-ähnliche Symptomatik
- diffuser Haarausfall

5.4.1 Mögliche Therapie der Folgen einer HPV-Impfung

Sie besteht wie im Folgenden ausgeführt aus Bindegewebeentgiftung, paralleler Ausleitung (Drainage), paralleler Entgiftungs- und Ausleitungsinjektion. Dazu kommt die Korrektur des Säure-Basen-Haushalts.

Entgiftungs- und Ausleitungstherapie

Bindegewebeentgiftung

- metabiarex N Tropfen (metafackler) – Dosierung: 3 × täglich 30 Tropfen **und**
- HPV-Nosode D 200 Globuli (Odilien Apotheke, Eschweiler)
  Dosierung: 1 × wöchentlich 1 Globulus **und/oder**
- Gardasil Nosode D 200 (Odilien Apotheke, Eschweiler)
  Dosierung: 1 × wöchentlich 1 Globulus **und**
- SanukehlBrucel D 6 Tropfen (Sanum) – Dosierung: alle 2 Tage 10 Tropfen

Parallele Ausleitung (Drainage)

- metaheptachol N Tropfen (metafackler)
- metasolitharis Tropfen (metafackler)
- Lymphaden Tropfen (Hevert) aa 50.0
- M.f.s. dent. tales dos. 3 × täglich 30 Tropfen

Parallele Entgiftungs- und Ausleitungsinjektion

- metabiarex S Ampulle 2 ml (metafackler) **und**
- metasolidago S Ampulle 2 ml (metafackler) **und**
- metahepat Ampulle 2 ml (metafackler) **und**
- Cefalymphat Ampulle 1 ml (Cefak) **und**
- Vitamin-B_{12}-forte Hevert Ampulle 2 ml (Hevert) **und**
- Ledum HM Ampulle 2 ml (Pflüger) als Mischinjektion
  Dosierung: 1 × pro Woche i. m.

Parallele Korrektur des Säure-Basen-Haushalts

Parallel zur Entgiftungs- und Ausleitungstherapie wird die Korrektur des Säure-Basen-Haushalts durchgeführt:

- Basosyx KT (Syxyl) – Dosierung: abends 2 KT **und**
- RMS-Städtgen Tropfen (Städtgen) – Dosierung: 3 × täglich 20 Tropfen

Dazu kommt die **Ernährung**:

- Säure-Basen-Haushalt und
- Ω-3-fettsäurereiche Ernährung bzw.
- Ω-6-fettsäurearme Ernährung.

5.5 Erregertoxikose als Folge einer 6fach-Impfung (z. B. Infanrix hexa)

Folgende Impfschäden bzw. Nebenwirkungen können aus einer 6fach-Impfung resultieren:

- Reizbarkeit, häufig ungewöhnliches Schreien, Unruhe
- Durchfall, Enteritis, Gastroenteritis,
- virale Infektion
- Moniliasis (Soor)
- Otitis media, Infektion der oberen Atemwege, Bronchitis, Husten, Schnupfen, Pharyngitis
- Hautausschlag, Dermatitis
- Konjunktivitis
- gelegentlich Mattigkeit, Bauchschmerzen
- Erbrechen, Verstopfung
- Somnolenz
- Ekzeme, sehr selten allergische reaktive anaphylaktische Reaktionen
- Krampfanfälle, Kollaps oder schockähnlicher Zustand

5.5.1 Mögliche Therapie der Folgen einer 6fach-Impfung

Sie besteht wie im Folgenden ausgeführt aus Bindegewebeentgiftung und paralleler Ausleitung.

Entgiftungs- und Ausleitungstherapie

Bindegewebeentgiftung

- Matrix Entoxin G (Meckel-Spenglersan) – Dosierung: 3 × täglich 5 Globuli **und/oder**
- Pekana Komplex Nr. 75 spag. Peka (TO-EX) Globuli (Pekana)
  Dosierung: 3 × täglich 5 Globuli **und**
- Infanrix-hexa-Nosode D 200 Globuli (Odilien Apotheke, Eschweiler)
  Dosierung: 1 × wöchentlich 1 Globulus

Parallele Ausleitung

- Fella Entoxin G (Meckel-Spenglersan)
- Uresin Entoxin G (MeckelSpenglersan)
- Pekana Komplex Nr. 53 spag. Peka Globuli (Pekana) aa 10.0
  Dosierung der Mischung: 3 × täglich 5 Globuli

6 Literatur

[1] Alexander M, Raettig H. Infektionskrankheiten. 3. Aufl. Stuttgart: Thieme; 1987

[2] Anonymus. Biochemische Nosoden-Homöopathika: Einführung in die Grundlagen. Folge 19. Praxis Magazin 2010; 9

[3] Bauer JC. Giftstoffe – Der Feind in uns. Co'med Februar 2014, S. 70ff

[4] Boericke W. Handbuch der homöopathischen Arzneimittellehre. Kandern: Narayana; 2007

[5] Bonifer R. Viren, Bakterien und Parasiten als Karzinogene. Im Internet: www.rosenfluh.ch/rosenfluh/articles/download/1548/virenbakterien.pdf; Stand: 30.07.2014

[6] Burbach B. Ungebetene Gäste aus dem Schattenreich. natur-heilkunde journal 2013; 10

[7] Charette G. Homöopathische Arzneimittellehre für die Praxis. Stuttgart: Hippokrates; 1997

[8] Chumduri C, Gurumurthy RK, Zadora PK et al. Chlamydia infection promotes host DNA damage and proliferation but impairs the DNA damage response. Cell Host Microbe 2013; 13(6): 746–758. DOI: 10.1016/j.chom.2013.05.010. (DAZ 2013; 153(32): 8

[9] Cicin-Sain L, et al. PLoS Pathogens. DAZ 2012; 152: 8. Online-Vorabpublikation. DOI: dx.plos.org/10.1371/journal.ppat.1 002 849

[10] Christiani C, Ye T, Zhang S et al. Cotton dust and endotoxin exposure and long term decline in lung function: Results of a longitudinal study. American Journal of Ind Medicine 1999; 35: 321–331

[11] Cornelius P. Wann ist die Behandlung mit Haptenen indiziert? Ärztezeitschrift für Naturheilverfahren 1998; 39: 4

[12] Cornelius P. Therapeutische Erfahrungen mit Haptenen. Sanum Post 2001; 54: 7–17

[13] Cornelius P. Nosoden und Begleittherapie – Hinweise für Praxis und Forschung aus der Erfahrung mit dem Medikamententest. 4. Aufl. München: Pflaum; 2005

[14] Ganzheitsmedizin. Nosodentherapie. Im Internet: http://www.ganzheitsmedizin.de/index.php?option = com_content&view = article&id = 75&Itemid = 72; Stand: 07.08.2014

[15] GanzImmun. Epstein-Barr-Virus-Infektion. Fachbroschüre 0024. Mainz: GanzImmun, M. Martin, Labor für funktionelle Medizin AG, Hans-Böckler-Straße 109, 55 128 Mainz; 2008

[16] Genneper Th, Wegener A. Lehrbuch der Homöopathie: Grundlagen und Praxis. 2. Aufl. Stuttgart: Haug; 2004

[17] Gherardi RK et al. Macrophagic myofasciitis: an emerging entity. Lancet 1998; 352: 347–352

[18] von Hannover G. Blockaden und Erkrankungen als Folge von Impfungen. Vortrag. Karlsruhe: Heilpraktikerkongress Karlsruhe; 2013

[19] Heederik D, Douwes J. Towards an occupational exposure limit for endotoxins? Ann Agric Environ Med 1997; 4: 17–19

[20] Heine H. Antihomotoxische Medizin und Grundregulation – Immunologische Beistandsreaktion. Im Internet: http://www.homotox.at/downloads/beistandsreaktiondeutsch.pdf; Stand: 30.07.2014

[21] Hoffmann S, Hartmann W. Impfkomplikation makrophagische Myofaszitis. Im Internet: www.impfkritik.de/makrophagische-myofasciitis; Stand: 30.07.2014

[22] Honegger H. Die antidyskratische Behandlung als Basistherapie chronischer Krankheiten. Ulm: Haug; 1959

[23] Imhäuser H. Homöopathie in der Kinderheilkunde. 13. Aufl. Stuttgart: Haug; 2003

[24] Julian OA. Materia medica der Nosoden. 10. Aufl. Stuttgart: Haug; 2004

[25] Kennedy S, Christiani D, Eisen E et al. Cotton dust and endotoxin exposure-response relationships in cotton textile workers. Am Rev Respir Dis 1998; 135: 194–200

[26] Kienappel M. Das Geschäft der Pharma-Lobby. Im Internet: equapio.com/de/gesundheit/impfung-und-impfschaden; Stand: 30.07.2014

[27] Kleber J. Informationen zu Homoeopathy und Naturheilkunde und naturheilkundlich unterstützender Krebstherapie: Nosoden. Im Internet: www.naturmedinfo.de/html/nosoden.htm; Stand: 06.08.2014

[28] Klein J. Immunologie. Weinheim: VHC; 1991: 281 ff, 371

[29] Klein L. Ein neuer Leitfaden homöopathischer Mittel. Kandern: Narayana; 2005

[30] Klein L. Nosodes. Vortrag. Utrecht; 2005

[31] Klein L. Miasmen und Nosoden. Kandern: Narayana; 2010

[32] Labor Limbach. Diagnostik der Yersinien-Infektion und der Yersinien-induzierten reaktiven Arthritis. Im Internet: www.labor-limbach.de/Yersinien-Infektion.140.0.html; Stand: 30.07.2014

[33] Labor München Zentrum. Salmonellen-Antikörper (IgA, IgG, IgM). Im Internet: 93 104 196.77/LV/anal.php?anal = SALA; Stand: 07.08.2014

[34] Lab Tests Online. Was sind Antikörper. Im Internet: www.labtestsonline.de/tests/AntibodyTests.html; Stand: 30.07.2014

[35] Liebau KF. Natur & Heilkunst. Handbuch für die Naturheilkunde. München: Pflaum; 1988

[36] Lux JJW. Die Isopathik der Contagionen oder alle ansteckenden Krankheiten tragen in ihrem eigenen Ansteckungsstoffe das Mittel zu ihrer Heilung. Den Coriphäen der Homöopathik zur strengen Prüfung vorgelegt. Leipzig: Kollmann; 1833

[37] Makewell Ai-ling. Bowel nosodes: A group of neglected remedies. Internethomoeopathy 2006; Aug

[38] Mentop Pharma e.K. Individuelle Homöopathie mit Qualität: Autonosodentherapie. Information für Fachkreise 2009

[39] Mezger J. Gesichtete homöopathische Arzneimittellehre. 2 Bde. Stuttgart: Haug; 2007

[40] Morrison R. Handbuch der homöopathischen Leitsymptome. 2. Aufl. Groß Wittensee: Kai Kröger; 1997

[41] von Mutius E, Braun-Fahrländer C, Schierl R et al. Exposure to endotoxin or other bacterial components might protect against the development of allergy. Clin and Exp Allergy 2000; 30: 1230–1234

[42] Müller E, Seelig HP. Giardia lamblia-Antigen. Im Internet: www.laborvolkmann.de/analysenspektrum/PDF/giardia-lamblia-antigen; Stand: 07.08.2014

[43] Mygind N, Dahl R, Pedersen S, Thestrup-Pedersen K. Allegologie. Augsburg: Bechtermünz; 2000

[44] Nosoden-Homöopathika. Luesinum – Syphilinum-Nosode. Praxis Magazin 2010; 9

[45] Ordinatio Antihomotoxica et Materia Medica. Praktisches lehrbuch der Antihomotoxischen Therapie. 10. Aufl. Baden-Baden: Aurelia; 2003/2004

[46] Pascoe. Nosoden-Complexe. 12. Aufl. Gießen: Pascoe; 1992

[47] Pischinger A. Das System der Grundregulation. 12. Aufl. Stuttgart: Haug; 2014

[48] Ploss O. Nach dem Infekt immer noch krank. pta forum 2012; 12: 48

[49] Ploss O. Naturheilkundliche Therapiekonzepte bei chronischen Erregertoxikosen. Der Heilpraktiker 2012; 11

[50] Reckeweg HH. Homotoxine und Homotoxikosen. Baden-Baden: Aurelia; 1955

[51] Reckeweg HH. Homotoxikologie: Ganzheitsschau einer Synthese der Medizin. 7. Aufl. Baden-Baden: Aurelia; 1993

[52] Reichling J, Müller-Jahnke WD, Borchardt A. Arzneimittel der komplementären Medizin. Eschborn: Govi; 2001

[53] Remedia. Website mit Informationen. Im Internet: www.remedia.at; Stand: 30.07.2014

[54] Richter A. Vortrag über Tuberkuline. Münchner Homöopathietage Januar 2006

[55] Roll A. Über die Humanität von Papilloma-Viren. Der Gesundheitsberater 2007; 6: 4–5

[56] Rolle M, Mayr A. Medizinische Mikrobiologie: Infektions- und Seuchenlehre. 8. Aufl. Stuttgart: Thieme 2007

[57] Rylander R. Endotoxin in the environment: Exposure and effects. Review J of Endotoxin Research 2002; 8

[58] Sankaran R. Sensation refined. Kandern: Narayana; 2007

[59] Sanum-Repertorium 2014/2015 der Sanum-Arzneimittel. Hoya: Sanum-Kehlbeck; o. J.

[60] Schmiedel V, Augustin M. Leitfaden Naturheilkunde. 5. Aufl. München: Urban & Fischer; 2008

[61] Schwarzhaupt W, Seitscheck R, Hrsg. Der wissenschaftliche Rahmen der Homöopathie. Ein Ausschnitt des homöopathischen Denkens im Spiegelbild der Vorträge des XXII. Internationalen Kongresses für homöopathische Medizin 1958 in Salzburg. Stuttgart: Hippokrates; 1959

[62] Semmelweis-Institut, Hrsg. Die Sanukehl Präparate: Polysaccharide zur Haptentherapie. 4. Aufl. Hoya: Verlag für Naturheilkunde; 2007

[63] Stenzel W, et al. Impfsicherheit heute: Makrophagen-Myofasziitis. Deutsches Ärzteblatt Int 2009; 106(14): 248

[64] Stock I. Bakterien, Viren, Wirkstoffe. Eschborn: Govi; 2009

[65] Vermeulen F. Monera Kingdom Bacteria + Viruses; Haarlem: Emryss; 2005

[66] Vieracker V. Nosoden und Sarkoden: Einführung und Entwicklung zweier homöopathischer Arzneimittelgruppen in der ersten Hälfte des 19. Jahrhundert [Dissertation]. München: Technische Universität München; 2013

[67] Wichmann J. Datenbank zur Klassifizierung der Familien und Auffinden von Prüfungen. Im Internet: www.provings.info; Stand: 30.07.2014

[68] Zee H. Die Geburt – eine Reise durch die Miasmen. Stuttgart: Sonntag; 2004

Sachverzeichnis

Y

Z